# Anaesthesiology and Resuscitation
# Anaesthesiologie und Wiederbelebung
# Anesthésiologie et Réanimation

## 58

Editors

Prof. Dr. R. Frey, Mainz · Dr. F. Kern, St. Gallen
Prof. Dr. O. Mayrhofer, Wien

Managing Editor: Prof. Dr. M. Halmágyi, Mainz

# Stoffwechsel

## Pathophysiologische Grundlagen der Intensivtherapie

*Bericht über das Symposion
am 2. und 3. Oktober 1970 in Mainz*

Herausgegeben von

## K. Lang, R. Frey und M. Halmágyi

Mit 73 Abbildungen

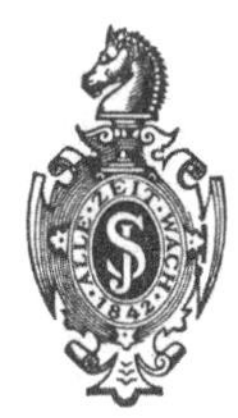

Springer-Verlag Berlin Heidelberg GmbH 1972

ISBN 978-3-540-05612-6     ISBN 978-3-662-30383-2 (eBook)
DOI 10.1007/978-3-662-30383-2

Die Wiedergabe von Gebrauchsnamen, Warenbezeichnungen usw. in diesem Werk berechtigt auch ohne besondere Kennzeichnung nicht zu der Annahme, daß solche Namen im Sinn der Warenzeichen- und Markenschutzgesetzgebung als frei zu betrachten wären und daher von jedermann benutzt werden dürften.

Das Werk ist urheberrechtlich geschützt. Die dadurch begründeten Rechte, insbesondere die der Übersetzung, des Nachdruckes, der Entnahme von Abbildungen, der Funksendung, der Wiedergabe auf photomechanischem oder ähnlichem Wege und der Speicherung in Datenverarbeitungsanlagen bleiben, auch bei nur auszugsweiser Verwertung, vorbehalten. Bei Vervielfältigungen für gewerbliche Zwecke ist gemäß § 54 UrhG eine Vergütung an den Verlag zu zahlen, deren Höhe mit dem Verlag zu vereinbaren ist.

© by Springer-Verlag Berlin Heidelberg 1972
Ursprünglich erschienen bei Springer-Verlag Berlin · Heidelberg · New York 1972

Library of Congress Catalog Card Number 75-175134.

# Vorwort

Der intravenösen Ernährung kommt bei der Behandlung schwerstkranker Patienten im Rahmen der Intensivtherapie eine besondere Bedeutung zu. Die Stoffwechselfolgen von Nahrungskarenz, Traumen und Schock verursachen tiefgreifende Veränderungen im Zellstoffwechsel. Die Themenstellung des letztjährigen Mainzer Symposions erfaßte in erster Linie die grundlegenden theoretischen Kenntnisse über das Stoffwechselgeschehen bei Nahrungskarenz.

Das Bild wurde durch Beiträge klinisch-experimenteller Untersuchungen über die metabolischen Auswirkungen von Traumen und die Möglichkeiten der Beeinflussung des posttraumatischen Katabolismus mit Hilfe der Infusionslösungen abgerundet.

Wir sind der Johannes Gutenberg-Universität und der Jacques Pfrimmer-Gedächtnis-Stiftung zu Dank verpflichtet, daß sie die sehr fruchtbare Diskussion mit in- und ausländischen Forschern ermöglichten.

Die Veröffentlichung der Vorträge und Diskussionen in diesem Band möge bei der Behandlung von schwerstkranken Patienten eine stete Hilfe sein. Darüber hinaus mögen sie zu weiteren wissenschaftlichen Anstrengungen zur Klärung noch ungelöster Probleme anregen.

Mainz, im Dezember 1971        Die Herausgeber

# Inhaltsverzeichnis

## Stoffwechselfolgen von Nahrungskarenz, Traumen und Schock

# Verzeichnis der Referenten und Diskussionsteilnehmer

ALLGÖWER, M., Prof. Dr., Chirurgische Universitätsklinik, Bürgerspital, Basel (Schweiz)

AMMEDICK, U., Dr., Chirurgische Universitätsklinik Düsseldorf

BÜNTE, H., Prof. Dr., Chirurgische Klinik und Poliklinik der Universität Erlangen/Nürnberg

CANZLER, H., Prof. Dr., Medizinische Klinik der Medizinischen Hochschule, Abt. für klinische Diätetik, Hannover

CUENI, L. B., Dr., Chirurgische Universitätsklinik, Bürgerspital, Basel (Schweiz)

DEMAND, L., Dr., Kantonales Krankenhaus, Uznach (SG) (Schweiz)

FÜRST, P., Dr., St. Eriks Sjukhus Förvaltningsomrade, Box 12600, Stockholm (Schweden)

GOTZEN, L., Dr., Chirurgische Universitätsklinik Düsseldorf

HAHN, O., Dr., Chirurgische Universitätsklinik Gießen

HEIDENREICH, O., Prof. Dr., Pharmakologisches Institut der Medizinischen Fakultät der Techn. Hochschule Aachen, Freiburg/Br.

HELLER, L., Prof. Dr., Universitäts-Frauenklinik, Frankfurt/M.-Süd

HERGT, K., M. D., Mt. Carmel Mercy Hospital and Medical Center, Detroit, Michigan (USA)

HUTH, K., Dr., Medizinische Universitätsklinik Gießen

IBSEN, B., Prof. Dr., Øster Søgade 10, Kopenhagen K (Dänemark)

JOSEPHSON, B., Prof. Dr., Centrallaboratoriet, St. Eriks Sjukhus, Stockholm (Schweden)

KONRAD, R. M., Prof. Dr., Chirurgische Universitätsklinik Düsseldorf

LANG, K., Prof. Dr. Dr., Bad Krozingen, Schwarzwaldstr. 71

MENG, H. C., Prof., M. D., Ph. D., Dept. of Physiologie, School of Medicine, Vanderbilt University, Nashville-Tennessee 37203 (USA)

MERTZ, P., Prof. Dr., Medizinische Poliklinik der Universität Freiburg/Br.

MUNRO, H., Prof. D. Sc., M. B., Dept. of Nutrition and Food Science, Massachusetts Institute of Technology, 77 Massachusetts Ave., Cambridge, MA. 02139 (USA)

OEHMIG, H., Prof. Dr., Anaesthesie-Zentrum der Universität Marburg/L.

SCHOPPE, W. D., Dr., Chirurgische Universitätsklinik Düsseldorf

SCHOENENBERGER, G. A., Dr., Chirurgische Universitätsklinik. Bürgerspital, Basel (Schweiz)

SCHULTIS, K., Prof. Dr., Chirurgische Klinik am Rust Fool-Krankenhaus, Saarbrücken

SNYDERMAN, S. E., Prof., M. D., New York University Medical Center, School of Medicine, 550 First Avenue, New York, N. Y., 10016 (USA)

VINNARS, E., Dr., St. Eriks Sjukhus Förvaltningsomrade, Box 12600, Stockholm (Schweden)

# Physiologie der Appetitregulation

## Von **D. P. Mertz**

Aus der Medizinischen Poliklinik der Universität Freiburg im Breisgau
(Direktor: Prof. Dr. H. SARRE)

Kürzlich nahmen wir an anderem Orte zur Frage nach den Mechanismen zur Regulierung der Nahrungsaufnahme und deren Beeinflussung durch endogene und exogene Faktoren Stellung (MERTZ, 1969). Wir greifen dieses Thema hier in erweitertem Rahmen wieder auf, indem die Regulierung der Wasseraufnahme in den Katalog der zu besprechenden Fragen einbezogen wird.

Alle Zellen unseres Körpers bedürfen in größerem oder kleinerem Außmaß der Zufuhr von Nahrungsstoffen für Wachstum und die Aufrechterhaltung der Zellfunktionen. Aminosäuren, Minerale, Spurenelemente und Vitamine sind dafür wesentliche Voraussetzung. Andererseits kommen Proteine, Kohlenhydrate und Fette als Energiespender in Frage. Über die Zentren, die beispielsweise die Homoiostase der Eiweißbestände regulieren, ist kaum etwas bekannt. So gut wie nichts wissen wir über die Informationswege dieser regulierenden Zentren. Die homoiostatischen Reaktionen, die die Nahrungsaufnahme auf den Bedarf und umgekehrt – bis zu einem gewissen Umfang – den Bedarf wiederum an das Nahrungsangebot abzustimmen haben, schließen nicht nur Änderungen der Stoffwechselintensität, sondern auch solche der geistigen und physikalischen Aktivität ein (v. MURALT, 1969). Bekanntlich ist der Energieverlust bei vollständigem Fasten geringer als im Zustand der Unterernährung (BALL et al., 1970), obgleich der Anteil des Fettverlustes an einer Verminderung des Körpergewichtes unter beiden Bedingungen nicht signifikant unterschiedlich zu sein scheint.

Kenntnisse über die Physiologie der Appetitregulation erscheinen wichtig hinsichtlich der Bewältigung klinischer Probleme, die sich bei Übergewichtigkeit und Magersucht (MERTZ, 1970) im allgemeinen sowie bei der Intensivtherapie im besonderen stellen. Nicht zu vergessen ist die Tatsache, daß die Regulation von speziellen Notfallsreaktionen und die Organisation ihrer Mechanismen auch in Anbetracht der Erhaltung des Lebens von Millionen von Menschen, die in Entwicklungsländern im Zustand des permanenten Hungers leben, von großem Interesse sind.

Unter Fütterungsmechanismen versteht man Anteile des Zentralnervensystems (ZNS), die Fütterungsreaktionen auslösen. Am Zustandekommen dieser Vorgänge sind verschiedene einzeln oder zusammen wirkende Reize beteiligt. Wie alle Zelltypen verschiedener Gewebe oder Organe ihre eigene biochemische Charakteristik haben, so ist anzunehmen, daß die Fütterungszentren durch Veränderungen im Stoffwechsel bestimmter Substanzen einerseits beeinflußt werden und andererseits wiederum zu einer Beeinflussung des Zellstoffwechsels fähig sind. Der Wirkungsmechanismus der für die Regulierung der Nahrungsaufnahme wichtigen differenten Reize ist weitgehend unbekannt.

Nach Brobeck (1948) soll der Hypothalamus ein Integrierzentrum, durch das die Energiezufuhr fortwährend an den Energieverlust angepaßt

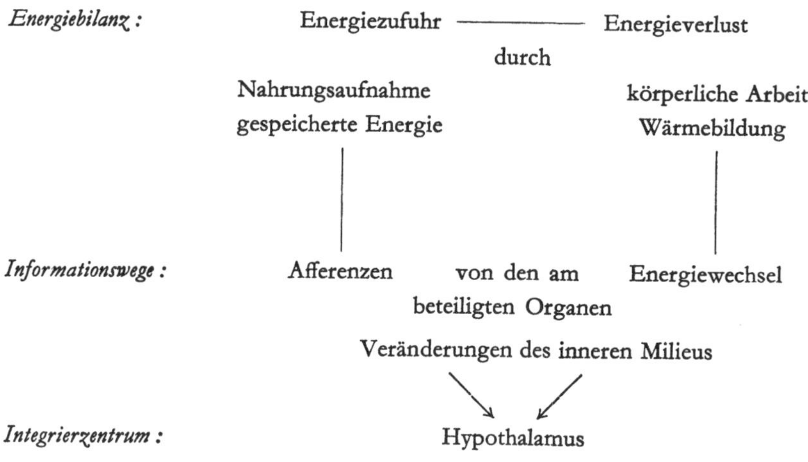


Abb. 1. Schematische Darstellung einer Kontrolle der Energiebilanz

wird, sein. Die Energiebilanz wird durch gegenseitige Abstimmung von vier wichtigen Variablen aufrechterhalten: Nahrungsaufnahme, gespeicherte Energie, Arbeit und Wärmebildung (vgl. Abb. 1). Diese Variablen unterliegen einer Kontrolle durch zentralnervöse Mechanismen, ähnlich denjenigen, die andere viscerale und endokrine Aktivitäten regulieren (Anand et al., 1961; Andersson et. al., 1965). Für die nervösen Mechanismen bestehen zwei Informationswege: Einer über Afferenzen von den an Energiewechsel beteiligten Organen und ein zweiter über bestimmte Veränderungen, die im inneren Milieu als Folge eines Gewinns oder Verlustes an Energie auftreten. Die hypothalamischen Kontrollzentren können demnach durch eine Vielzahl möglicher Faktoren beeinflußt werden (Brobeck,

1955; GROSSMAN, 1955), wobei zwischen zwei biometrischen Anteilen zu unterscheiden ist: Einer Kurzzeit- und einer Langzeitregulation.

Hunger und Sättigung sind zwei Erscheinungen hypothalamischer Strukturen, die die Nahrungsaufnahme regulieren (BRÜGGER, 1943). Die ventromediale Gegend im Hypothalamus reagiert als Sättigungsbremse (HETHERINGTON u. RANSON, 1939, 1942; HETHERINGTON, 1943, 1944; BROBECK et al., 1943; BROBECK, 1948; KENNEDY, 1950), indem die konstant aktivierten lateralen Freßzentren (ANAND u. BROBECK, 1951; TEITELBAUM u. STELLAR, 1954; ANAND et al., 1955; WILLIAMS u. TEITELBAUM, 1959; STEVENSON u. MONTEMURRO, 1963) gehemmt werden (BROBECK, 1955;

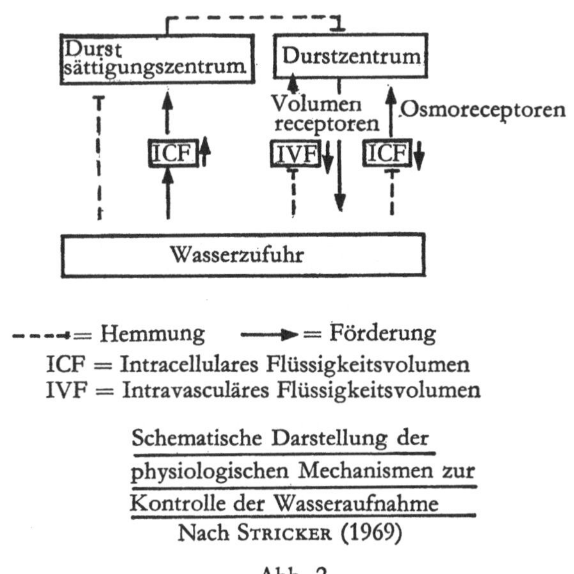



----•= Hemmung    ——▶ = Förderung
ICF = Intracellulares Flüssigkeitsvolumen
IVF = Intravasculäres Flüssigkeitsvolumen

Schematische Darstellung der
physiologischen Mechanismen zur
Kontrolle der Wasseraufnahme
Nach STRICKER (1969)

Abb. 2

ANAND, 1961). Abbildung 2 gibt hierüber Auskunft. Dies kann durch Beeinträchtigung des impulsgebenden Areals selber oder durch Hemmung der Fütterungsimpulse geschehen. Nach Zerstörung des ventromedialen „Sättigungszentrums" ist die in der Fütterungsperiode zugeführte Nahrungsmenge kaum verändert, aber die Sättigungsperioden werden kürzer (ANLIKER u. MAYER, 1957). In Übereinstimmung mit der Konzeption von einem Sättigungszentrum im mittleren Hypothalamus, das auf einen Fütterungsmechanismus im lateralen Hypothalamus durch anatomische Verbindungen (AREES u. MAYER, 1967) im Sinne einer Hemmung einwirkt, stehen jüngst von JANSEN u. HUTCHISON (1969) an männlichen Ratten durchgeführte Untersuchungen. Dabei konnte gezeigt werden, daß mikrochirurgische Zerstörung der neuralen Verbindungsbahnen zwischen ventromedialem Sättigungszentrum und lateralem Freßzentrum unter Schonung der ventromedialen und der angrenzenden Kernregionen Hyperphagie und Fettsucht erzeugt. Von der ventromedialen Gegend werden Geschmacksqualitäten ebenfalls verarbeitet (Epstein, 1959, 1960; Teitelbaum, 1955, 1957). Im lateralen Hypothalamus befindet sich außer dem vom Sättigungszentrum beherrschten Freßzentrum noch ein Hungermotivationszentrum (Morgane, 1961), das für mehr qualitative Unterscheidungen bei der Entwicklung des Appetits zuständig ist. Seine Beziehung zum Ventromedialsystem ist völlig ungeklärt (Mayer, 1965).

Strukturen des limbischen Systems im Frontal- und Temporallappen können die Nahrungsaufnahme durch einen Unterscheidungsmechanismus („diskriminativen Appetit") verändern (MacLean u. Delgado, 1953; Anand et al., 1958). Dagegen wird der primitive Hungertrieb primär hypothalamisch durch Sättigung reguliert (Anand, 1961). Die ventromedialen Kerne des Hypothalamus sind jedoch nicht nur Quelle wesentlicher regulatorischer Einflüsse auf das Fütterungsverhalten, sondern sie spielen auch bei sexuellen Erregungen (Sawyer, 1960) und bei der Emotionalität (Wheatley, 1944; Hess, 1949) eine bedeutende Rolle. Viele nachbarliche Beziehungen und Überlappungen bestehen auch hinsichtlich der excitatorischen Zentren des Freß- und Trinkverhaltens (Teitelbaum u. Stellar 1954; Grossman u. Grossman, 1963).

Bei der Ratte ist die Region des Septums in die Regulation des Nahrungs- und Wasserverbrauches einbezogen. Vielleicht geschieht dies durch Regulation der Reaktivität gegenüber Reizbedingungen, die den Verbrauch beeinflussen, wie Geschmack, Temperatur, Entzugsbedingungen. Läsionen im Septum sollen den Verbrauch schmackhafter Substanzen erhöhen und denjenigen weniger bevorzugter Stoffe vermindern (Donovick et al., 1969). Es bestehen Anhaltspunkte dafür, daß eine Einschränkung der Nahrungsaufnahme bedeutungsvoll für die Wasserkonservation während Wasserverarmung ist. An Tauben, die freien Zugang zu Wasser hatten, konnten McFarland u. Wright (1969) zeigen, daß die Wasseraufnahme, der Wasserverlust und die Rectaltemperatur während eines Nahrungsentzuges deutlich abfallen. Umgekehrt bewirkt Wasserverarmung bei diesen Tieren während freien Zugangs zu Nahrung eine Abnahme der Nahrungsaufnahme und der Rectaltemperatur, wobei sich der rectale Wasserverlust als eine lineare Funktion der Nahrungsaufnahme darstellt.

Ähnlich wie die Regulation des Appetits muß man sich den zentralen Durstmechanismus vorstellen. Es ist wohl bekannt, daß Hyperosmolalität der Körperflüssigkeiten, die für gewöhnlich mit Dehydratation einhergeht, eine Bedingung ist, die Durst erzeugen kann (Literatur bei Mertz, 1966). Dabei wird Durst vermutlich durch einen zentralen Durstmechanismus ausgelöst und durch negative Rückkoppelung, die sich aus den physiologischen Wirkungen einer Aufnahme und Retention von Wasser ergibt, gestillt. Neben diesem osmoregulatorischen Mechanismus besteht eine volumenregulatorische Kontrolle der Flüssigkeitsaufnahme, wie Untersuchungen über den hypovolämischen Durst zeigen (STRICKER, 1966). Während die Durststillung im Falle einer hyperosmolalen Dehydratation als Ergebnis einer Wiederherstellung von intravasculärem Flüssigkeitsvolumen und Osmolalität angesehen wird, scheint hypovolämischer Durst durch osmotische Verdünnung oder gleichzeitige Ausdehnung des intracellulären Flüssigkeitsvolumens gehemmt zu werden, ohne das der hypovolämische Durst bereits völlig beseitigt werden muß. STRICKER (1969) dachte daher daran, daß die bisherigen Vorstellungen über die Regulierung der Flüssigkeitsaufnahme (Durstzentrum in Analogie zur Regulierung der Nahrungsaufnahme) durch ein Durstsättigungszentrum ergänzt werden müßten.

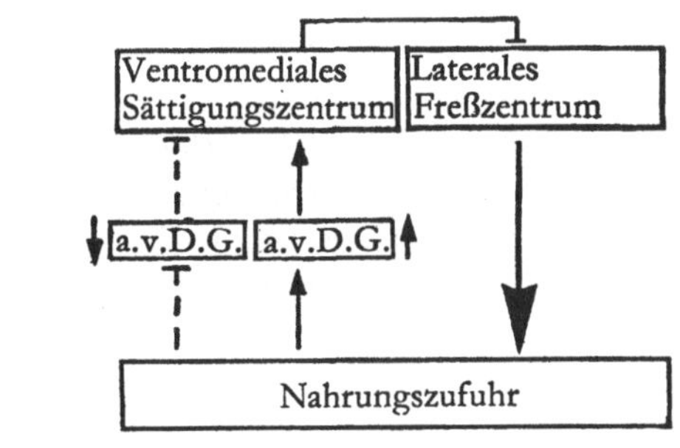


- - - - -| = Hemmung     ⟶ = Förderung

a.v.D.G. = arteriovenöse Konzentrationsdifferenz von Glucose

Schematische Darstellung der physiologischen Mechanismen zur Regulierung der Nahrungsaufnahme

Abb. 3

Nach Abbildung 3 rechts ruft intracelluläre Dehydratation der Osmorezeptoren einen Trinkreiz hervor. Durch das Trinken von Wasser wird die Osmolalität der Körperflüssigkeiten normalisiert, der Reiz für weiteres Trinken vermindert. Hierfür ist die Anwesenheit eines Sättigungszentrums nicht erforderlich. Wenn jedoch Trinken durch intravasculäre isoosmolale Dehydratation ausgelöst wird, führt Wasseraufnahme alsbald zur Hypoosmolalität, die dann evtl. ein Trink-Sättigungszentrum stimuliert, wodurch die weitere Wasseraufnahme vermindert wird. Das Durst-Sättigungszentrum hemmt dann das Durstzentrum. Möglicherweise werden unter diesen physiologischen Bedingungen andere Mechanismen, die die Regulation der

Aufnahme und der Ausscheidung von Natrium einschließen, zusätzlich aktiviert. Augenscheinlich sind nämlich Hyponatriämie (osmotische Verdünnung) und Hypovolämie imstande, den „Natriumappetit" von Ratten anzuregen (STRICKER u. WOLF, 1966; WOLF u. STRICKER, 1967). Wenn diese Tiere konzentrierte Kochsalzlösungen nach Belieben aufnehmen können, beseitigen sie damit die Hemmung des Durstes, wodurch eine vermehrte Flüssigkeitsaufnahme zum Ausgleich eines Plasmavolumenmangels ermöglicht wird.

Vermutlich sind Durst und Natriumappetit voneinander unabhängige Verhaltensmechanismen der Volumenregulation. Sie ergänzen die wohlbekannten antidiuretischen und antinatriuretischen Vorgänge im Hinblick auf eine Wiederherstellung des intravasculären Flüssigkeitsvolumens (bei hypovolämischen Ratten). Augenscheinlich kann osmotische Verdünnung einen Natriumappetit bei hypovolämischen Ratten, die eine Hemmung des Durstes durch Erhöhung der Osmolalität der Körperflüssigkeiten beseitigten, verstärken (STRICKER u. JALOWIEC, 1970). Neuerdings wird angenommen, daß das Renin-Angiotensin-System bei der Erzeugung des Durstes, der sich aus gewissen extracellulären Reizen ergibt, eine Rolle spielt (FITZSIMONS, 1969). Kochsalzextrakte aus der Nierenrinde verursachen bei Ratten in normaler Flüssigkeitsbilanz einen Trinkreiz. Der renale dipsogene Faktor hat ähnliche Eigenschaften wie Renin. Vermutlich erweist er sich als identisch mit Renin, besonders im Hinblick auf die Tatsache, daß Angiotensin Trinken stimuliert (FITZSIMONS u. SIMONS, 1969).

Nach wie vor ist die Erscheinung rätselhaft, wie schon während des Vorganges der Nahrungsaufnahme, also lange vor Deckung der cellulären Bedürfnisse an Nährstoffen, Sättigungsgefühl eintreten kann. Es ist kaum anzunehmen, daß die Spannung der Magenwand den hauptsächlichen Ausschlag gibt oder daß mehrere in der Nahrung vorhandene Nährstoffe die für eine Stimulation von Chemoreceptoren im Magen erforderlichen biochemischen Eigenschaften besitzen (LARSSON, 1967). Bis jetzt kennen wir keine spezifischen Stoffwechselprodukte, die für die an den ventromedialen Anteilen des Hypothalamus bei Hunger oder Sättigung auftretenden Stoffwechseländerungen verantwortlich gemacht werden könnten. Vermutlich wird das innere Milieu in dieser Hinsicht durch Substanzen, die im Kohlenhydrat-, Fett- und Aminosäurestoffwechsel entstehen, reguliert.

Die für das Fütterungsverhalten verantwortlichen Reflexe werden durch sensorische Stimuli, die die Anwesenheit von Nahrung anzeigen, in Gang gesetzt (GROSSMAN, 1958). Eine Förderung dieser Fütterungsreflexe kommt durch das Freßzentrum, eine Hemmung durch das Sättigungszentrum zustande. Die Aktivitäten dieser hypothalamischen Regionen bilden demnach die Grundlage für den Zustand von Hunger oder Sättigung. Wahrscheinlich ist die Anpassung der Nahrungsaufnahme an den Energieverbrauch eine hypothalamische Funktion. Das Sättigungszentrum ruft durch

Unterdrückung der Aktivität des Freßzentrums einen Zustand der Sättigung hervor (BROBECK, 1955; ANAND, 1963). Die Regulation der Sättigung überwiegt diejenige des Hungers.

Theoretisch können für die Kurzzeitregulation der Nahrungsaufnahme folgende Bedingungen ausschlaggebend sein (vgl. Abb. 4):

1. Die spezifisch dynamische Wirkung der Nahrung: thermostatische Regulation (BROBECK, 1946; STROMINGER u. BROBECK, 1953; ANDERSSON u. LARSSON, 1961).

2. Verfügbarkeit und Verwertung der Glucose in den Körperflüssigkeiten: glucostatische Regulation (MAYER, 1953).

3. Serumkonzentrationen von Aminosäuren (KENNEDY, 1950; MELLINKOFF et al., 1956).

4. Adrenergisch-sensitive Mechanismen (GROSSMAN, 1967).

5. Sensationen vom Verdauungstrakt (JANOWITZ u. GROSSMAN, 1949).

6. Konzentration oder Verlagerung von Wasser in und von den Körperflüssigkeitsräumen als Folge der Nahrungsaufnahme: wasserempfindliche Mechanismen (ADOLPH, 1947; LEPROVSKY et al., 1957).

7. Signale von höheren Stellen des ZNS (MACLEAN und DELGADO, 1953).

8. Geruchs- und Geschmacksreize.

9. Emotionale Faktoren.

10. Eßgewohnheiten.

Tierexperimentelle Untersuchungen von ANDERSSON et al. (1965) lieferten gewisse Hinweise auf eine Beeinflussung der hypothalamischen Struk-

---

1. Die spezifisch dynamische Wirkung der Nahrung: thermostatische Regulation

2. Verfügbarkeit und Verwertung der Glucose in den Körperflüssigkeiten: glucostatische Regulation

3. Serumkonzentrationen von Aminosäuren

4. Adrenergisch-sensitive Mechanismen

5. Sensationen vom Verdauungstrakt

6. Konzentration oder Verlagerung von Wasser in und von den Körperflüssigkeitsräumen als Folge der Nahrungsaufnahme: wasserempfindliche Mechanismen

7. Signale von höheren Stellen des ZNS

8. Geruchs- und Geschmacksreize

9. Emotionale Faktoren

10. Eßgewohnheiten

---

Abb. 4. Mögliche Informationswege für eine Kurzzeitkontrolle der Nahrungsaufnahme

turen durch Mechanismen, die die Wasseraufnahme und Bildung von Thyroxin regeln. Möglicherweise besteht eine Rückkoppelung zwischen Hypothalamus und Schilddrüsenfunktionen in dem Sinne, daß die Sekretion von Schilddrüsenhormonen sehr schnell auf eine hypothalamische Stimulation hin in Gang gebracht werden kann. Umgekehrt hat Thyreoidektomie Veränderungen gewisser Enzymaktivitäten im Hypothalamus, nicht aber sonstwo im Gehirn zur Folge (LARSSON, 1967). Schilddrüsenhormone sollen für die Langzeitkontrolle der Nahrungsaufnahme bedeutsam sein (SOULAIRAC, 1947). Für die hypothalamischen Reglermechanismen scheinen jedoch Veränderungen im Kohlenhydrat- und vermutlich auch im Fettstoffwechsel wichtiger als ungewisse, allem Anschein nach untergeordnete Korrelationen zur Schilddrüsenfunktion zu sein. Keine der vielen Hypothesen kann Allgemeingültigkeit beanspruchen. Für die meisten der hier vorgetragenen Ansichten sind die Gegenbeweise schlüssiger als die vermeintlichen Belege (ANAND et al., 1965, 1966). Nach dem heutigen Stand der Forschung (ANAND, 1967) scheint die Kurzzeitregulation der Nahrungsaufnahme vorwiegend glucostatischer Natur zu sein, während für die Langzeitkontrolle der Körperreserven ein „lipostatischer" Mechanismus (KENNEDY, 1950) diskutiert wird (MAYER, 1955).

Die aus der Nahrung aufgenommene Energie dient zur Ausübung körperlicher Arbeit, zur Vergrößerung der Körperbestände an Kohlenhydraten, Eiweiß und Fett, zur Aufrechterhaltung der Körpertemperatur. Über alle diese Verbrauchswege entsteht Wärme. Dieser Überschuß an Wärme soll dann die hypothalamischen Mechanismen ankurbeln, wobei der Sättigungswert der Nahrung von deren gesamter spezifisch dynamischer Wirkung abhängig wäre. Ein experimenteller Beweis für die Existenz thermosensitiver Mechanismen im Hypothalamus, wie sie von ANDERSSON u. LARSSON (1961) gefordert wurden, konnte indessen von ANAND et al. (1966) mit verbesserter Versuchstechnik nicht erbracht werden. Somit besteht kein Grund für die Annahme eines calorimetrischen Sättigungszentrums.

Der Kohlenhydratstoffwechsel wird nicht nur auf dem Wege endokriner Wechselwirkungen reguliert, sondern ist seinerseits Regulator der Fettoxydation und Fettsynthese, der Mobilisation, des Ab- und Aufbaus von Proteinen. Zwischen den Mahlzeiten verändern sich die relativ großen Körperbestände an Fett und Proteinen nur wenig, wohingegen sich die begrenzten Körpervorräte an Glucose schnell vermindern.

Im übrigen scheint Glucose der wesentliche, wenn auch nicht der einzige Brennstoff für das ZNS zu sein. Es wäre deshalb sehr vernünftig, wenn ein Mechanismus zur Regulation der Nahrungsaufnahme auf der Glucoseverwertung beruht. Er könnte so wirksam in den Energiehaushalt und in dessen Bestandteile eingegliedert werden. Die Annahme, daß im Sättigungszentrum und vielleicht auch in anderen zentralen oder peripheren Arealen

Chemoreceptoren, die auf verwertete Glucose empfindlich reagieren, vorhanden sind, ist an mehrere Voraussetzungen gebunden. Einmal müßte die Funktion des ZNS von der Verfügbarkeit von Glucose abhängig sein. Zum anderen müßte man fordern, daß Kohlenhydrate vorzugsweise verbrannt, nicht gespeichert werden. Unter dieser Betrachtungsweise ist ein zusätzliches Postulat notwendig, wenn ein glucostatischer Mechanismus auch zur Erklärung von Stoffwechseländerungen, wie bei Kälte, Muskelarbeit, Hypo- und Hyperthyreose, Diabetes mellitus, herangezogen werden soll. Die ventromediale Hypothalamusgegend müßte gegenüber Glucose viel empfindlicher als andere Hirnregionen sein und eine besonders starke Glucoseverwertung aufweisen. In der Tat konnte nun die glucostatische Theorie in elektrophysiologischen (BROBECK et al., 1956; ANAND et al., 1961a, b, 1962, 1964) und neurophysiologischen Untersuchungen (BRECHER u. WAXLER, 1949; MARSHALL et al., 1955; STUNKARD u. WOLFF, 1958; VAN ITALLIE u. HASHIM, 1960; ANAND et al., 1961c; BRECHER et al., 1965; MAYER, 1965) weitgehend bestätigt werden. Danach sprechen glucosensitive Zellen im Sättigungszentrum, die im Vergleich zu Zellen in anderen Hirnregionen Glucose besonders intensiv verwerten und dafür ähnlich wie die Muskulatur eine geringere Insulinmenge benötigen (ANAND et al., 1961a–c; MAYER, 1966), auf geringe Änderungen der arterio-venösen Glucosekonzentrationsdifferenz mit Änderungen der elektrischen Aktivität an. So fanden ANAND et. al. (1961a) feste Beziehungen zwischen der elektrischen Aktivität von Zellen der hypothalamischen Freß- und Sättigungszentren und der arterio-venösen Glucosedifferenz. Dabei zeigte sich, daß die elektrische Aktivität des Sättigungszentrums durch Änderungen der arterio-venösen Glucosedifferenz signifikant und selektiv beeinflußt wird. Während intravenöser Glucosezufuhr erhöhte sich die Impulsfrequenz des Sättigungszentrums mit gleichzeitigem Spannungsabfall der elektrischen Aktivität des Freßzentrums. Umgekehrt führte Insulinhypoglykämie zu einer verlangsamten Aktivität im Sättigungszentrum, jedoch nicht in anderen hypothalamischen oder corticalen Arealen. Weiterhin gehen kleine arterio-venöse Differenzen der Glucosekonzentration mit Hungerkontraktion des Magens und Hungergefühl einher (STUNKARD u. WOLFF, 1958). Auf der anderen Seite führt Erhöhung der arterio-venösen Glucosedifferenz zur Hemmung von Hungerkontraktionen und Hungergefühl. Im Sättigungszustand sind Glucose- und $O_2$-Aufnahme im Sättigungszentrum höher als im Freßzentrum. Die umgekehrten Verhältnisse finden sich während des Hungerns (ANAND et al., 1961c). Es ist unklar, ob die Aktivitätsänderungen der Neuronen im Freßzentrum direkt auf die arterio-venöse Glucosedifferenz bezogen werden können oder ob sie indirekt als Folge einer vermehrten Aktivität des Sättigungszentrums gehemmt werden. Tierexperimentelle Daten sprechen für eine solche Hemmung (ANAND et al., 1964).

Der Nachweis direkter Wirkungen von Glucose im ventromedialen hypothalamischen Kern und in der lateralen Hypothalamusregion im Rattenhirn durch Oomura et al., (1969) unterstreicht die Vorstellung von einer glucostatischen Komponente bei der Regulation der Nahrungsaufnahme. Überraschenderweise fanden die Autoren bei ungefähr einem Drittel der Neuronen im lateralen Hypothalamusgebiet ebenfalls eine Beeinflussung durch Glucose zusammen mit einer Empfindlichkeit gegenüber Natrium. Wahrscheinlich handelt es sich bei diesen Zellen um Osmoreceptoren. Der ventromediale Hypothalamuskern zeigte keine osmosensitiven Neuronen. – Bewiesen wurde die Insulinempfindlichkeit der Neuronen im hypothalamischen Sättigungszentrum durch neurophysiologische Untersuchungen von Debons et al. (1969). Diese Autoren konnten an Mäusen feststellen, daß Diabetes mellitus eine durch Goldthioglucose hervorgerufene Nekrose des hypothalamischen Sättigungszentrums und eine nachfolgende Fettsucht verhindern kann. Beseitigung des Diabetes mellitus durch Unterbrechung der Injektionen von Antiinsulinserum hatte eine Wiederherstellung der Empfindlichkeit des Sättigungszentrums gegenüber einer Nekrose durch Goldthioglucose und Entwicklung einer Fettsucht zur Folge. In gleicher Weise wirkte sich die Zufuhr von Insulin bei Alloxan-diabetischen Mäusen aus. Die Tatsache, daß die Empfindlichkeit des Sättigungszentrums von diabetischen Tieren gegenüber Goldthioglucose innerhalb von 5 min nach intravenöser Zufuhr von Insulin wieder hergestellt werden konnte, läßt an die Möglichkeit denken, daß Insulin direkt in die Funktion der Zellen des Sättigungszentrums eingreift.

Die Beobachtung, daß Veränderungen der arterio-venösen Glucosedifferenz einen Mechanismus zur Regulierung der Nahrungsaufnahme durch das ventromediale Sättigungszentrum im Hypothalamus darstellen, erlangt Bedeutung durch den anatomischen Befund direkter Faserverbindungen zwischen medialem und lateralem Hypothalamus (Arees u. Mayer, 1967).

Vermutlich besteht innerhalb des Hypothalamus ein Kontrollsystem für die Magensäuresekretion. Nach Misher u. Brooks (1966) sind die neurologischen Systeme, die die Nahrungsaufnahme und die Magensekretion fördern, funktionell eng miteinander verbunden und überlappen sich anatomisch in bestimmten Hirnabschnitten. Durch elektrische Stimulation einer Region im anterolateralen Hypothalamus mit Strömen von 10 Hz gelingt es, Volumen und Konzentration der Magensäure von innervierten Magentaschen beim Hund im akuten Experiment zu steigern (Mason u. Nelsen, 1967). Stimulation des hinteren Hypothalamus ist ohne Erfolg. Bei Affen führt chronische Reizung des vorderen Hypothalamus nach einer Latenzperiode von 5 Tagen zu einer reversiblen verstärkten Empfindlichkeit der Magenschleimhaut gegenüber einer Histaminstimulation, wohingegen Rhesusaffen auf bipolare Reizung des hinteren medialen Hypothalamus nicht

mit einer Zunahme der Säuresekretion reagieren (HALL u. SMITH, 1969).
Bei freßsüchtigen übergewichtigen Ratten mit Schädigungen im ventromedialen Anteil des Hypothalamus (RIDLEY u. BROOKS, 1965) und beim
wachen Hund mit ventrolateralen hypothalamischen Läsionen (DAVIS et al.,
1968) findet man eine vermehrte Nüchternsekretion und eine verminderte
Säuresekretion auf Insulinreiz. Verglichen mit Kontrollwerten bedingen
jedoch mediale und laterale hypothalamische Schädigungen beim Hund
keine Veränderungen der maximalen Säuresekretion nach Stimulation mit
Histamin. Theoretisch können ventrolaterale Läsionen, die die hauptsächlichen afferenten Impulse zum Hypothalamus unterbrechen (Fornices und
mediane Vorderhirnbündel), zwei Wirkungen ausüben: 1. Zerstörung der
Kontrolle des ventromedialen Kernes über das laterale Fütterungszentrum
und somit Veränderung der gastralen sekretorischen Reaktion auf Hypo-
glykämie und 2. Unterbrechung der efferenten, mehr diffusen Nervenver-
bindungen vom Hypothalamus zu den im Hirnstamm gelegenen Vagus-
kernen, die aller Wahrscheinlichkeit nach für die durch Insulin stimulierte
Magensäuresekretion verantwortlich sind (DAVIS et al., 1968).

Beim Menschen entspricht die Energieaufnahme nicht exakt dem Energieverbrauch. Daraus ergeben sich Änderungen der Reservebestände an
Energie und Körpergewicht. Die Irrtumsmöglichkeit durch den Kurzzeit-
mechanismus überrascht angesichts der vielen Informationswege nicht. So
kann der Mensch seine Eßgewohnheiten in einer Weise verändern, die mit
den subjektiven Erfordernissen nicht übereinzustimmen brauchen. Über
eine Langzeitkontrolle der Nahrungsaufnahme existieren nur wenige brauch-
bare Vorstellungen. Grundlage der lipostatischen Theorie (KENNEDY, 1953;
MAYER, 1955) ist die Annahme, daß der Organismus täglich eine bestimmte
Fettmenge mobilisieren muß, die vom Gesamtkörperfettbestand abhängig
sein soll. Die Fettdepots müßten einige Informationen an die nervösen
Reglermechanismen liefern, die dann eine Hyperphagie vermindern. Ex-
perimentell ist die lipostatische Hypothese nur durch indirekte Hinweise
aus Fütterungsversuchen (COHN u. JOSEPH, 1962) an Ratten und aus
Parabioseversuchen an Ratten mit Läsionen im Sättigungszentrum eines
Partners (HERVEY, 1959) belegt. Ferner fanden ORÖ et al. (1965) beim
narkotisierten Hund einen Anstieg der Konzentration von freien Fettsäuren
und von Glycerin im arteriellen Plasma nach elektrischer Reizung gewisser
Bezirke in Hypothalamus und Mesencephalon. Weiterhin stellten DOWDEN
u. JACOBSON (1960) an Kühen fest, daß intravenöse Dauerinfusion von
Propionsäure und Essigsäure die Nahrungsaufnahme hemmt. Fettleibige
Personen haben eine gesteigerte basale Lipolyse. Bei ihnen ist die Hemmung
der Lipolyse durch Insulin vermindert (FAULHABER et al., 1969). Daraus
ergibt sich eine Hyperlipacidämie im Rahmen des RANDLE-Cyclus
(RANDLE et al., 1963), wonach Hyperlipacidämie die Utilisation von
Glucose im Muskel verringert und damit die Insulinwirkung abschwächt.

Verschiedene tierexperimentelle Befunde (Liebelt et al., 1965, 1968) rechtfertigen die Anschauung, daß die anatomisch auf verschiedene Körperregionen verteilten Fettdepots in eine funktionell durch autoregulatorische Mechanismen bestimmte Gesamtfettgewebsmasse einbezogen sind. Der Lipidgehalt irgendeines Fettdepots steht in direktem Verhältnis zum Gesamtfettgehalt des Körpers. Chirurgische Entfernung von gonadalen Fettdepots bei der Maus und nachfolgende Erzeugung einer hypothalamischen Fettsucht durch i. v. Injektion von Goldthioglucose rufen eine „kompensatorische Hypertrophie" der verbleibenden Fettdepots während der Entwicklung von Übergewichtigkeit und eine vermehrte Umbildungsrate von Nahrungsbestandteilen in Speicherfett hervor (Liebelt et al., 1965). Der Mechanismus, durch den die Fettgewebsmasse vermutlich reguliert wird, ist unbekannt. Die Idee, daß anatomisch an verschiedenen Stellen lokalisiertes Gewebe ähnlicher Zusammensetzung zu einer funktionellen Einheit zusammengefaßt werden kann, ist nicht neu. Ob humorale Agentien ähnlich dem Erythropoetin oder Granulopoetin (Bierman, 1964) beim blutbildenden System hier integrative Funktionen besitzen, wissen wir nicht.

Bisher ist nicht hinreichend geklärt, ob der appetitvermindernde Effekt von Amphetamin und verwandten „Appetitzüglern" allein durch eine selektive Wirkung dieser Stoffe auf neurale Mechanismen, die in die Regulation der Energiebilanz eingeschaltet sind, zustande kommt oder inwieweit Euphorie oder andere Nebenwirkungen dieser indirekten Sympathicomimetica dabei eine Rolle spielen. Unabhängig von ihrem genauen Wirkungsmechanismus müssen „Appetitzügler" fast mit Sicherheit an hypothalamischen Strukturen oder am Hirnstamm angreifen, da diese Areale die einzigen Stellen im ZNS sind, die eine signifikante Aufnahme sympathicomimetischer Amine vom Allgemeinkreislauf zeigen (Vogt, 1954; Carlsson et al., 1958). Histochemisch lassen sich adrenergische Neuronen nur in Hirnstamm und Basalganglien nachweisen (Carlsson et al., 1964; Fuxe, 1965). Zur Erklärung des anorexigenen Effektes von Amphetamin und verwandten Substanzen wurde eine Anzahl von Hypothesen aufgestellt (Grossman, 1967): 1. Hemmung der depressorischen Wirkung von Tyramin auf den aeroben Stoffwechsel des Gehirns; 2. direkte stimulierende Wirkung auf zentrale adrenergische Synapsen; 3. kompetitive Hemmung der Aktivität von Monoaminooxydase, die die zentralen Aminspeicher schützt, sowie 4. indirekte Wirkungen eines peripherischen Effektes dieser Stoffe auf cholinergische und adrenergische Rezeptoren. Nach dem Ergebnis tierexperimenteller Befunde von Carlisle (1964) ist eine direkte Wirkung von Amphetamin am hypothalamischen Anteil des zentralen Fütterungsmechanismus wahrscheinlich.

Neuerdings konnte unter der Wirkung von Cyproheptadin = Methyl-4-5-dibenzo(a, e)-cycloheptatrienylidenpiperidinhydrochlorid, einem wirksamen Antagonisten gegenüber Histamin und Serotonin, als Zufallsbefund eine Steigerung von Appetit und Körpergewicht sowohl bei Kindern (VAN METRE, 1962; NARANJO, 1962; GRATER, 1963; BERGEN, 1964; IDELSHON, 1967; KOFMAN et al., 1967) wie erwachsenen Personen (MATHOV, 1961, 1962; MAY, 1965; DRASH et al., 1966; FRANCINI et al., 1967; VALIENTE et al., 1967) nachgewiesen werden. Stets läßt sich eine enge Beziehung zwischen Einnahme von Cyproheptadin, Appetitsteigerung und Gewichtsansatz nachweisen. Diese spezielle Wirkung ist bei Mensch und Katze (CHAKRABRTY et al., 1967), aber nicht bei Hund und Ratte (LAVENSTEIN et al., 1962) nachweisbar. Sie tritt beim Menschen unabhängig von Lebensalter, Allgemeinzustand und Genese einer möglicherweise vorhandenen Inappetenz (somatisch oder psychisch) ein und ist wesentlich stärker ausgeprägt als bei anderen Antihistaminica (LAVENSTEIN et al., 1961, 1962; VAN METRE, 1962; NARANJO, 1962) oder verschiedenen Corticoiden (MATHOV, 1961, 1962; VAN METRE, 1962).

Da einerseits Cyproheptadin einer der stärksten Serotoninantagonisten ist und andererseits der Hypothalamus, in dem sich die Zentren für die Regulation der Nahrungsaufnahme befinden (DE GROOT, 1967), einen hohen Serotoningehalt aufweist, wurde an die Möglichkeit einer zentralen Wirkung von Cyproheptadin gedacht (VALIENTE et al., 1967). Diese Vorstellung setzt indessen die Annahme voraus, daß Serotonin in seiner Eigenschaft als eine der Überträgersubstanzen im Bereich der Synapsen auf das Appetitzentrum hemmend respektive auf das Sättigungszentrum anregend wirkt. Ein direkter Eingriff von Cyproheptadin in verschiedene neurophysiologische Prozesse auf dem Wege eines Antagonismus gegenüber Serotonin kann nach den bis jetzt vorliegenden Daten nur theoretisches Interesse beanspruchen. In Doppelblindversuchen, in denen Cyproheptadin und ein etwa gleichstarker Serotoninantagonist, Chlorpheniramin, verabfolgt wurden, erwies sich nur Cyproheptadin als appetit- und gewichtsfördernd (LAVENSTEIN et al., 1962). Nach neueren Ergebnissen ist der Mechanismus der appetit- und gewichtssteigernden Wirkung von Cyproheptadin unabhängig von Veränderungen der Schilddrüsenfunktion (MERTZ u. STELZER, 1969a). Andererseits ergeben sich Hinweise auf eine Beeinflussung des Kohlenhydratstoffwechsels. Bei nichtdiabetischen Patienten ergibt sich keine Veränderung der Glucosetoleranz gegenüber unvorbehandelten Kontrollen, bei Patienten mit klinisch asymptomatischem Diabetes mellitus eine allgemeine Verbesserung oder Normalisierung der im oralen Standard-Glucosetoleranztest ermittelten Kohlenhydratstoffwechsellage. Es besteht Grund zu der Annahme, daß Cyproheptadin – ähnlich wie Biguanide – auch in den Kohlenhydratstoffwechsel gesunder Personen eingreift, die Auswirkungen aber durch unbekannte Kompensationsmaßnahmen maskiert sind (MERTZ u. STELZER, 1969b). Ferner konnte unter Cyproheptadin eine Lipolyse festgestellt werden (MERTZ u. KLÖPFER, 1969). Die hierfür verantwortlichen Bedingungen sind unbekannt. Es besteht die Möglichkeit

einer indirekten Beeinflussung der für die Nahrungsaufnahme verantwortlichen Zentren durch Wechselwirkungen hinsichtlich der Verfügbarkeit
von Glucose und unveresterten Fettsäuren unter der Wirkung von Cyproheptadin.

## Summary

Balance of energy is kept up by mutual tuning of four variables: food-
intake, stored energy, exercise, and thermal formation. These variables are
controlled by central nervous mechanisms. Two routes of information are
available for these nervous mechanisms: one within the afferens of organs
participating in the change of energy and another one within certain alterations appearing in the inner environment due to either gain or loss of
energy. The adjustment of food-intake to change of energy is probably a
hypothalamic function. A state of satiety is caused by a ventromedial
satiety center in suppressing the activity of a lateral feeding center. The
hypothalamic control centers can be influenced by various possible factors,
whereby a differentiation has to be made between two biometric factors:
a short-time and a long-time regulation. The short control of the food-
intake seems to be mostly of "glucostatic" nature, whereas the long-time
regulation of the body reserve is discussed as a "lipostatic" mechanism.
Some particularities within the carbohydrate metabolism are considered
as favorable prerequisites for a short-time regulation of food-intake by a
glucosensitive mechanism. The lipostatic theory bases upon the assumption
that the organism has to mobilize a certain quantity of lipid daily which
should depend upon the total body lipoid supply.

## Literatur

Adolph, E. F.: Urges to eat and drink in rats. Amer. J. Physiol. **151**, 110 (1947).
Anand, B. K.: Nervous regulation of food intake. Physiol. Rev. **41**, 667 (1961).
— Influence of the internal environment on the nervous regulation of alimentary
    behavior. In: Brain and behavior, ed. by Brazier, M. A. B. Washington, D.C.,
    Amer. Inst. Biol. Sci. Publ. 1963, vol. II, p. 43–116.
— Central chemosensitival mechanisms related to feeding. In: Handbook of
    physiology. Sect. 6: Alimentary canal, vol. 1: Control of food and water intake,
    chap. 19, p. 249 ff. Sect. editor: Code, C. F. American Physiological Society,
    Washington, D.C., 1967.
— Banerjee, M. G., Chhina, G. S.: Activity of single neurons in the hypo-
    thalamic feeding centres: effect of protein hydrolysate. Indian J. med. Res.
    **53**, 1172 (1965).
— — — Single neurone activity of hypothalamic feeding centres: effect of local
    meating. Brain Res. **1**, 269 (1966).

ANAND B. K., BROBECK, J. R.: Localization of a "feeding center" in the hypothalamus of the rat. Proc. Soc. exp. Biol. (N.Y.) **77**, 323 (1951).
— CHHINA, G. S., SHARMA, K. N., DUA, S., SINGH, B.: Activity of single neurons in the hypothalamic feeding centers: effect of glucose. Amer. J. Physiol. **207**, 1146 (1964).
— — SINGH, B.: Effect of glucose on the activity of the hypothalamic "feeding centers". Science **138**, 597 (1962).
— DUA, S., CHHINA, G. S.: Higher nervous control over food intake. Indian J. med. Res. **46**, 277 (1958).
— — SHOENBERG, K.: Hypothalamic control of food intake in cats and monkeys. J. Physiol. (Lond.) **127**, 143 (1955).
— — SINGH, B.: Electrical activity of the hypothalamic "feeding centers" under the effect of changes in blood chemistry. Electroenceph. clin. Neurophysiol. **13**, 54 (1961a).
— SUBBERWAL, U., MACHANDA, S. K., SINGH, B.: Glucoreceptor mechanism in the hypothalamic feeding centers. Indian J. med. Res. **49**, 717 (1961b).
— TALWAR, G. P., DUA, S., MHATRE, R. M.: Glucose and oxygen consumption of hypothalamic feeding centers. Indian J. med. Res. **49**, 725 (1961c).
— — — MITRA, M.: Glucose and oxygen consumption of hypothalamic feeding centras. Indian J. med. Res. **49**, 725 (1961).
ANDERSSON, B., BROOK, A. H., EKMAN, L.: Further studies of the thyroidal response to local cooling of the "heat loss centre". Acta physiol. scand. **63**, 186 (1965).
— LARSSON, B.: Influence of local temperature changes in the preoptic area and rostral hypothalamus on the regulation of food and water intake. Acta physiol. scand. **52**, 75 (1961).
ANLIKER, J., MAYER, J.: The regulation of food intake. Some experiments relating to behavioral metabolic and morphologic aspects. Amer. J. clin. Nutr. **5**, 148 (1957).
AREES, E. A., MAYER, J.: Anatomical connections between medial and lateral regions of the hypothalamus concerned with food intake. Science **157**, 1574 (1967).
BALL, M. F., CANARY, J. J., KYLE, L. H.: Tissue changes during intermittent starvation and caloric restriction as treatment for severe obesity. Arch. intern. Med. **125**, 62 (1970).
BERGEN, S. S.: Appetite stimulating properties of cyproheptadine. Amer. J. Dis. Child. **108**, 270 (1964).
BIERMAN, H. R.: Characteristics of leukopoietin *b* in animals and man. Ann. N.Y. Acad. Sci. **113**, 753 (1964).
BRECHER, G., LAQUEUR, G. L., CRONKITE, E. P., EDELMAN, P. M., SCHWARTZ, I. L.: The brain lesion of goldthioglucose obesity. J. exp. Med. **121**, 403 (1965).
— WAXLER, S. H.: Obesity in albino mice due to single injections of goldthioglucose. Proc. Soc. exp. Biol. (N.Y.) **70**, 498 (1949).
BROBECK, J. R.: Mechanism of the development of obesity in animals with hypothalamic lesions. Physiol. Rev. **26**, 541 (1946).
— Food intake as a mechanism of temperature regulation. Yale J. Biol. Med. **20**, 545 (1948).
— Neural regulation of food intake. Ann. N.Y. Acad. Sci. **63**, 44 (1955).
— LARSSON, S., REYES, E.: A study of the electrical activity of the hypothalamic feeding mechanism. J. Physiol. (Lond.) **132**, 358 (1956).
— TEPPERMAN, J., LONG, C. N. H.: Experimental hypothalamic hyperphagia in the albino rat. Yale J. Biol. Med. **15**, 831 (1943).
BRÜGGER, M.: Freßtrieb als hypothalamisches Symptom. Helv. physiol. pharmacol. Acta **1**, 183 (1943).

Carlisle, H. J.: Differential effects of amphetamine on food and water intake in rats with lateral hypothalamic lesions. J. comp. physiol. Psychol. **58**, 47 (1964).

Carlsson, A., Falk, B., Fuxe, K., Hillarp, N.-Å.: Cellular localization of monoamines in the spinal cord. Acta physiol. scand. **60**, 112 (1964).

— Lindquiest, A., Magnusson, T., Waldeck, B.: On the presence of 3-hydroxytyramine in the brain. Science **127**, 471 (1958).

Chakrabarty, A. S., Pillay, R. V., Anand, B. K., Singh, B.: Effect of cyproheptadine on the electrical activity of the hypothalamisc feeding centre. Brain Res. **6**, 561 (1967).

Cohn, C., Joseph, D.: Influence of body weight and body fat on appetite of "normal" lean and obese rats. Yale J. Biol. Med. **34**, 598 (1926).

Davis, R. A., Brooks, F. P., Steckel, D. C.: Gastric secretory changes after anterior hypothalamic lesions. Amer. J. Physiol. **215**, 600 (1968).

Debons, A. F., Krimsky, I., From, A., Cloutier, R. J.: Rapid effects of insulin on the hypothalamic satiety center. Amer. J. Physiol. **217**, 1114 (1969).

De Groot, J.: Organization of hypothalamic feeding mechanism. In: Handbook of physiology. Sect. 6: Alimentary canal, vol. 1: Control of food and water intake, chap. 18, p. 239. Sect. editor: Code, C. F. American Physiological Society, Washington, D.C. ,1967.

Donovick, P. J., Burright, R. G., Kaplan, J., Rosenstreich, N.: Habenular lesions, water consumption, and palatability of fluids, in the rat. Physiol. and Behav. **4**, 45 (1969).

Dowden, D. R., Jacobson, D. R.: Inhibition of appetite in dairy cattle by certain intermediate metabolites. Nature (Lond.) **188**, 148 (1960).

Drash, A., Elliott, J., Langs, H., Lavenstein, A. F., Cooke, R. E.: The effect of cyproheptadine on carbohydrate metabolism. Clin. Pharmacol. Ther. **7**, 340 (1966).

Epstein, A. N.: Suppression of eating and drinking by amphetamine and other drugs in normal and hyperphagic rats. J. comp. physiol. Psychol. **52**, 37 (1959).

— Reciprocal changes in feeding behaviour produced by intrahypothalamic chemical injections. Amer. J. Physiol. **199**, 969 (1960).

Faulhaber, J.-D., Petrucci, E. N., Eble, H., Ditschuneit, H.: In-vitro-Untersuchungen über den Fettstoffwechsel isolierter menschlicher Fettzellen in in Abhängigkeit von der Zellgröße: die durch Adrenalin induzierte Lipolyse. Horm. Metab. Res. **1**, 80 (1969).

Fitzsimons, J. T.: The role of a renal thirst factor in drinking induced by extracellular stimuli. J. Physiol. **201**, 349 (1969).

— Simons, B. J.: The effect on drinking in the rat of intravenous infusion of angiotensin, given alone or in combination with other stimuli of thirst. J. Physiol. **203**, 45 (1969).

Francini, F., Santan, J. G., Kitrosen, J.: Ciproheptadina, droga antihistaminica y antiserotoninica con acción sobre el corporal. Comunicacion previa. Pren. méd. argent. **54**, 826 (1967).

Fuxe, K.: Distribution of monoamine-containing terminals in the brain. Acta physiol. scand., Suppl. 247 (1965).

Grater, W. C.: Serotonine and antiserotonins in allergy. Sth. med. J. (Bgham, Ala.) **56**, 1287 (1963).

Gries, F. A., Oberdisse, K.: Fettstoffwechselstörungen und Diabetes mellitus. Dtsch. med. Wschr. **95**, 727 (1970).

Grossman, M. I.: Integration of current views on the regulation of hunger and appetite. Ann. N.Y. Acad. Sci. **63**, 76 (1955).

— Regulation of food intake. Amer. J. dig. Dis. **3**, 659 (1958).

GROSSMAN, M. I.: Neuropharmacology of central mechanisms contributing to control of food and water intake. In: Handbook of physiology. Sect. 6: Alimentary canal, vol. 1: Control of food and water intake, chap. 22. Sect. editor: CODE, C. F. p. 287 ff. American Physiological Society, Washington, D.C., 1967.

GROSSMAN, S. P., GROSSMAN, L.: Food and water intake following lesions or electrical stimulation of the amygdala. Amer. J. Physiol. **205**, 671 (1963).

HALL, W. H., SMITH, G. P.: Gastric secretory response to chronic hypothalamic stimulation in monkeys. Gastroenterology **57**, 491 (1969).

HERVEY, G. R.: The effects of lesions in the hypothalamus in parabiotic rats. J. Physiol. (Lond.) **145**, 336 (1959).

HESS, W. R.: Das Zwischenhirn: Syndrome, Lokalisationen, Funktionen. Basel: B. Schwabe, 1949.

HETHERINGTON, A. W.: The production of hypothalamic obesity in rats already displaying chronic hypopituitarism. Amer. J. Physiol. **140**, 89 (1943).

— Non-production of hypothalamic obesity in the rat by lesions rostral or dorsal to the ventromedial hypothalamic nuclei. J. comp. Neurol. **80**, 33 (1944).

— RANSON, S. W.: Experimental hypothalamic-hypophyseal obesity in the rat. Proc. Soc. exp. Biol. (N.Y.) **41**, 465 (1939).

IDELSHON, F.: Experiencia con clorhidrato de ciproheptadina como anabólico no hormonal – su acción sobre el peso corporal en pacientes pediatricos. Orient. Méd. No. 785, 824 (1967) (Arg.).

ITALLIE, T. B. VAN, HASHIM, S. A.: Biochemical concomitants of hunger and satiety. Amer. J. clin. Nutr. **8**, 587 (1960).

JANOWITZ, H. D., GROSSMAN, M. I.: Some factors affecting the food intake of normal dogs with esophagostomy and gastric fistula. Amer. J. Physiol. **159**, 143 (1949).

JANSEN, G. R., HUTCHISON, C. F.: Production of hypothalamic obesity by microsurgery. Amer. J. Physiol. **217**, 487 (1969).

KENNEDY, G. C.: The hypothalamic control of food intake in rats. Proc. Roy. Soc. B **137**, 535 (1950).

KOFMAN, I., KATZ, R., MORA, A., MUCHNIK, J.: La ciproheptadina como medicación para aumentar el peso corporal. In: Resumenes de Comunicaciones, 2nd Arg. Congr. Endocrinol. and Metabolism, Mar del Plata, Arg., Oct. 8–13, 1967, Abstr. 147.

LARSSON, S.: Biochemistry of feeding responses and mechanisms. In: Handbook of physiology. Sect. 6: Alimentary canal, vol. 1, chap. 20, p. 265: Control of food and water intake. Sect. editor: CODE, C. F. Amer. Physiol. Soc., Washington, D.C., 1967.

LAVENSTEIN, A. F., DECANAY, E. P., HORVATH, J., LASAGNA, L. C., METRE, T. E. VAN, JR.: The effect of cyproheptadine on appetite and body weight. Amer. J. Dis. Child. **102**, 537 (1961).

— — LASAGNA, L. C., METRE, T. E. VAN: Effect of cyproheptadine on asthmatic children. J. Amer. med. Ass. **180**, 912 (1962).

LEPROVSKY, S., LYMAN, R., FLEMING, D., NAGUMO, M., DIMICK, M. M.: Gastrointestinal regulation of water and its effects on food intake and rate of digestion. Amer. J. Physiol. **188**, 327 (1957).

LIEBELT, R. A., ICHINOE, S., NICHOLSON, N.: Regulatory influences of adipose tissue on food intake and body weight. Ann. N.Y. Acad. Sci. **131**, 559 (1965).

— VISMARA, L., LIEBELT, A. G.: Autoregulation of adipose tissue in the mouse. Proc. Soc. exp. Biol. (N.Y.) **127**, 458 (1968).

MACLEAN, P. D., DELGADO, J. M. R.: Stimulation of limbic system. Electroenceph. clin. Neurophysiol. **5**, 91 (1953).

Marshall, N. B., Barnett, R. J., Mayer, J.: Hypothalamic lesions in goldthio-glucose injected mice. Proc. Soc. exp. Biol. (N.Y.) **90**, 240 (1955).

Mason, G. R., Nelsen, T. S.: Hypothalamic stimulation and gastric secretion in the dog. Amer. J. Physiol. **213**, 21 (1967).

Mathov, E.: Acción potenciada de una combinación de metilfluorprednisolona y cyproheptadina en el tratamiento de las afecciones alérgica. Rev. argent. Alerg. **8**, 151 (1961).

— Potenciación de dexametasona y ciproheptadina, su uso en los pacientes alérgicos con anorexia y denutrición. Dia. méd. **34**, 686 (1962).

May, K.: Periactin (cyproheptadine) w leczeniu przewleklej pokrzyski. Pol. med. Weekly **20**, 967 (1965).

Mayer, J.: Glucostatic mechanism of regulation of food intake. New Engl. J. Med. **249**, 13 (1953).

— Regulation of energy intake and the body weight: The glucostatic theory and the lipostatic hypothesis. Ann. N.Y. Acad. Sci. **63**, 15 (1955).

— The ventromedial glucostatic mechanism as a component of satiety. Clin. Nutr. **38**, A-101 (1965).

— Some aspects of the problem of regulation of food intake and obesity. New Engl. J. Med. **274**, 610, 662, 722 (1966).

McFarland, D., Wright, D.: Water conservation by inhibition of food intake. Physiol. and Behav. **4**, 95 (1969).

Mellinkoff, S. M., Frankland, M., Boyle, D., Greipel, M.: Relationship between serum amino acid concentration and fluctuations in appetite. J. appl. Physiol. **8**, 535 (1956).

Mertz, D. P.: Increased tolerence to intravenous hypertonic saline in patients with essential hypertension. Nature **212**, 1245 (1966).

— Mechanismen zur Regulierung der Nahrungsaufnahme und deren Beein-flussung durch endogene und exogene Faktoren. Klin. Wschr. **47**, 1185 (1969).

— Behandlung der Magersucht. Dtsch. med. Wschr. **95**, 33 (1970).

— Klöpfer, M.: Zum Mechanismus der appetit- und gewichtsteigernden Wirkung von Cyproheptadin. III. Veränderungen im Fettstoffwechsel. Klin. Wschr. **47**, 1197 (1969).

— Stelzer, M.: Stoffwechsel von Schilddrüsenhormonen unter der appetit- und gewichtstimulierenden Wirkung von Cyproheptadin beim Menschen. Verh. 15. Symp. der Dtsch. Endokrinol. Ges. Köln, 6.–8. 3. 1969a.

— — Mechanismus der appetit- und gewichtsteigernden Wirkung von Cypro-heptadin. I. Klinische Erfahrungen und Hormonjodstudien. Klin. Wschr. **47**, 1189 (1969a).

— — Zum Mechanismus der appetit- und gewichtsteigernden Wirkung von Cyproheptadin. II. Veränderungen im Kohlenhydratstoffwechsel. Klin. Wschr. **47**, 1194 (1969b).

Metre, T. E. van, Jr.: Factors which may effect the rate of linear growth and weight gain of asthmatic children. Sth. med. J. (Bgham, Ala.) **55**, 1305 (1962).

Misher, A., Brooks, F. P.: Electrical stimulation of hypothalamus and gastric secretion in the albino rat. Amer. J. Physiol. **211**, 403 (1966).

Morgane, P. J.: Distinct "feeding" and "hunger motivating" system in the lateral hypothalamus of the rat. Science **133**, 887 (1961).

Muralt, A. v.: Protein-calorie malnutrition viewed as a challenge for homeo-stasis. In: Protein-calorie malnutrition, a Nestlé Foundation Symposium, pp. 1–9, ed. by Muralt, A. v. Berlin-Heidelberg-New York: Springer 1969.

Naranjo, P.: Antiserotonin-antihistamine agents in allergic diseases. Clinical evaluation of cyproheptadine. Allergy and Asthma **8**, 248 (1962).

OOMURA, Y., ONO, T., OOYAMA, H., WAYNER, M. J.: Glucose and osmosensitive neurones of the rat hypothalamus. Nature **222**, 282 (1969).

ORÖ, L., WALLENBERG, L., BOLME, P.: Influence of electrical supramedullary stimulation on the plasma level of free fatty acids, blood pressure and heart rate in the dog. Acta med. scand. **178**, 697 (1965).

RANDLE, P. J., GARLAND, P. B., HALES, C. N., NEWSHOLME, E. A.: The glucose fatty acid cycle. Its role in insulin sensitivity and the metabolic disturbances of diabetes mellitus. Lancet **1963 I**, 785.

RIDLEY, P. T., BROOKS, F. P.: Alterations in gastric secretion following hypothalamic lesions producing hyperphagia. Amer. J. Physiol. **209**, 319 (1965).

SAWYER, C. H.: Reproductive behavior: In. Handbook of physiology, neurophysiology, ed. by FIELD, J., MAGONN, H. W., HALL, V. E. Washington, D.C.; Amer. Physiol. Soc. 1960, sect. 1., vol. II, chap. 49, p. 1225–1240.

SOULAIRAC, A.: La physiologie d'un comportement: l'appétit glucidique et sa régulation neuroendocrinienne chez les rongeurs. Bull. Biol. France-Belg. **81**, 273 (1947).

STEVENSON, J. A. F., MONTEMURRO, D. G.: Loss of weight and metabolic rate of rats with lesions in the medial and lateral hypothalamus. Nature (Lond.) **198**, 92 (1963).

STRICKER, E. M.: Extracellular fluid volume and thirst. Amer. J. Physiol. **211**, 232 (1966).

— Osmoregulation and volume regulation in rats: inhibition of hypovolemic thirst by water. Amer. J. Physiol. **217**, 98 (1969).

— WOLF, G.: Blood volume and tonicity in relation to sodium appetits. J. Comp. Physiol. Psychol. **62**, 275 (1966).

— JALOWIEC, J. E.: Restoration of intravascular fluid volume following acute hypovolemia in rats. Amer. J. Physiol. **218**, 181 (1970).

STROMINGER, J. L., BROBECK, J. R.: A mechanism of regulation of food intake. Yale J. Biol. Med. **25**, 383 (1953).

STUNKARD, A. J., WOLFF, H. G.: Pathogenesis in human obesity – function and disorder of mechanism of satiety. Psychosom. Med. **20**, 17 (1958).

TEITELBAUM, P.: Sensory control of hypothalamic hyperphagia. J. comp. physiol. Psychol. **48**, 158 (1955).

— Random and food-directed activity in hyperphagic and normal rats. J. comp. physiol. Psychol. **50**, 486 (1957).

— STELLAR, E.: Recovery from the failure to eat produced by hypothalamic lesions. Science **120**, 894 (1954).

VALIENTE, S., BEHAMONDES, G., TORO, A.: Efecto de la ciproheptadina sobre el peso corporal. (Comunicación preliminar.) Bd. Hosp. S. Juan **14**, 342 (1967).

VOGT, M.: Sympathicomimetic amines in central nervous system: normal distribution and changes produced by drugs. Brit. Med. Bull. **13**, 166 (1954).

WHEATLEY, M. D.: The hypothalamus and affectibe behavior in cats. Arch. Neurol. Psychiat. (Chic.) **52**, 296 (1944).

WILLIAMS, D. R., TEITELBAUM, P.: Some observations on the starvation results from lateral hypothalamic lesions. J. comp. physiol. Psychol. **52**, 458 (1959).

WOLF, G., STRICKER, E. M.: Sodium appetite elicited by hypovolemia in adrenalectomized rats: Re-evaluation of the "reservoir" hypothesis. J. Comp. Physiol. Psychol. **63**, 252 (1967).

# Influence of Protein and Amino Acid Supply on Tissue Function and Metabolism

By **H. N. Munro**

Physiological Chemistry Laboratories
Department of Nutrition and Food Science
Massachusetts Institute of Technology
Cambridge, U.S.A.

## Introduction

In a Symposium on the Pathophysiological Basis of Intensive Therapy, it is important to recognize the need to maintain the patient in a good nutritional state. In the past, it has not been sufficiently recognized that disease can cause poor nutritional status in two ways. First, there is the well-known loss of appetite in some diseases, so that less than an adequate food intake is eaten. This will be dealt with later in the symposium. Second, it is less well recognized that certain diseases can increase the requirements for nutrients. For example, Table 1 contains an analysis of the factors involved in the protein requirements of man and lists some of the diseases which cause increases in one or more of these components (MUNRO, 1964). Protein requirements are assessed by measuring the obligatory losses of nitrogen that occur in the feces and in the urine and from the skin when a

Table 1. *Minimum N output of man on a protein-free diet and increased N losses caused by disease*

| Channel of N loss | Normal daily N loss on protein-free diet | Diseases increasing N loss |
|---|---|---|
| Feces | 0.6 gm | Gastrointestinal diseases (e.g. ulcerative colitis, up to 6 gm/day) |
| Urine | 2.6 gm | Increased metabolism (e.g. 50 % increase in hyperthyroidism and in renal failure) |
| Cutaneous | 0.7 gm | Skin diseases (e.g. burns exudate of 10–50 gm protein/day) |

subject is given a protein-free diet. It is assumed that the diet must provide sufficient protein to balance these obligatory losses (see MUNRO, 1964, for a further discussion of this). Diseases are known which can increase each of these channels of obligatory nitrogen loss, and thus increase the amount of dietary protein needed to replace these losses. For example, kidney damage with renal failure causes not only a loss of protein in the urine, which has to be replaced from the diet, but it also increases the urinary output of non-protein nitrogen when these patients are given a protein-free diet; thus the increased need for dietary protein in such cases can be quite considerable. This increased protein requirement in renal damage cases must therefore be considered when recommending a low intake of protein for uremic subjects with kidney disease.

## Tissue Protein Losses during Protein Deficiency

In view of the problem of maintaining adequate or even increased intakes of protein and amino acids by patients, it is appropriate to review our present knowledge of the effects of different intakes of protein on tissue function, and in particular the effects of deficiency of dietary protein and amino acids. It has long been recognized that the level of protein intake affects the amount of protein in the body and that different tissues respond differently to protein deprivation. One hundred years ago, CARL VOIT (1866) demonstrated that cats starved for nine days lose little tissue substance from the brain and heart, that skeletal muscle is moderately depleted, and that liver is extensively depleted. This pattern has been repeatedly confirmed, both in starving animals and in those depleted by administration of protein-deficient diets. The first modern survey of this phenomenon was carried out by ADDIS and his colleagues (1936). They showed that rats receiving a protein-free diet lose about one-quarter of their liver protein within the first two days. Kidney protein is also rapidly though less extensively affected, but the carcass undergoes a slow depletion. On feeding a protein-rich diet, the liver and kidney respond promptly, whereas carcass protein is only slowly repleted.

The carcass is, of course, made up of many different tissues, of which a major component is muscle. The effect of short and of long periods of protein depletion on muscle and other carcass components has been examined by WATERLOW and STEPHEN (1966) using rats. They administered protein-deficient diets to rats for periods varying from 3 days to 8 weeks (Table 2). After 3 days of depletion, an extensive loss of protein occurred from the liver and other viscera, and from the skin, but muscle was not reduced in protein content. However, after 6–8 weeks on a low-protein diet, muscle had now lost more than one quarter of its original protein.

Table 2. *Contribution of different tissues to the total nitrogen deficit in protein-depleted rats (From data of* WATERLOW *and* STEPHEN, *1966)*

| Tissue | Protein Loss (%) 3 days depletion | 5–8 weeks depletion |
| --- | --- | --- |
| Nitrogen deficit | 760 mg | 1920 mg |
| Liver | 8% | 4% |
| Other viscera | 16% | 10% |
| Muscle | 0 | 26% |
| Skin & hair | 35% | 35% |

This implies that some tissues are much more sensitive than others to changes in dietary protein level. The subject of body protein losses during protein depletion has been reviewed in detail recently by WATERLOW (1969).

## Effect of Protein Intake on Tissues with Dividing or with Non-Dividing Cells

The preceding discussion shows that different tissues differ in the speed and extent to which they respond to lack of dietary protein. This suggests that tissues may differ in the mechanism by which they are affected by amino acid supply. One fundamental difference in response depends on whether the tissue is still undergoing active cell division or not. This has been most convincingly demonstrated on growing animals. During growth, tissues enlarge by increase in cell number (hypertrophy) and by increase in cell size (hyperplasia). In some tissues, such as the viscera, growth occurs mainly by hypertrophy until the adult size of the organ is reached, whereas the final adult size of muscles and adipose tissue is achieved mainly through enlargement of existing cells. In the adult animal, there are tissues in which cell division has long since ceased (e.g. the brain), and others in which cell division continues throughout life (e.g. intestinal mucosa). WINICK and NOBLE (1966) have made an extensive study of the effects of malnutrition on dividing and non-dividing tissues in growing rats. They undernourished rats for short periods at different times during growth, and measured the immediate and long-term effects of this period of malnutrition on the amount of protein and number of cells in different organs of the body. In tissues where growth by cell division was still proceeding at the time of malnutrition, the result was a permanent reduction in the final cell population of that tissue, e.g. the brain of the adult rat. On the other hand, if undernutrition was imposed after the third week of life when the brain had attained its full complement of cells, there was no permanent effect of malnutrition on the brain. MILLER (1969) has found that the protein component of the diet is responsible for these effects of undernutrition.

These experiments on growing animals show that cell division is very sensitive to amino acid supply, and also that cells no longer undergoing cell division can nevertheless respond by changes in cytoplasmic protein content. In the growing animal, malnutrition can thus reduce the protein content of a tissue either by causing a fall in cell population or by a reduction in the protein content per cell. A similar situation exists in the adult animal. In the adult animal we have tissues in which cell division has ceased and some tissues in which cell division is still proceeding actively. The effect of protein deficiency on these two types of cell differs. Thus in the case of the liver, essentially a non-dividing tissue in the adult rat, the number of cells in the organ does not alter during a short period of protein deficiency; instead, as shown in Table 3, the mean protein and RNA content of the liver cell diminishes. The same response to protein deficiency is

Table 3. *Effect of a protein-free diet on the amount of protein and RNA in the liver cell and intestine mucosal cell of the rat and on uptake of $^{32}P$ into their DNA.*[a] *(From* MUNRO *and* GOLDBERG, *1964)*

| Diet | Cell protein (mg N/mg DNAP)[a] | | Cell RNA (mg P/mg DNAP)[a] | | Uptake of $^{32}P$ by DNA[b] | |
|---|---|---|---|---|---|---|
| | Liver | Mucosa | Liver | Mucosa | Liver | Mucosa |
| Adequate | 97 | 33 | 4.0 | 1.9 | 0.2 | 8.0 |
| Protein-free | 74 | 33 | 3.3 | 2.0 | 0.5 | 5.1 |
| Difference | −23 | ± 0 | −0.7 | +0.1 | +0.3 | −2.9 |

[a] Expressed in relation to DNA as a measure of cell number.

[b] Incorporation of $^{32}P$ into DNA relative to the specific activity of the inorganic phosphate of the tissue, expressed as a percentage at six hours after $^{32}P$ injection.

shown for the mean composition of the kidney cell. However, the mucosal cell of the small intestine does not undergo a change in mean cell protein of RNA content when animals are fed a protein-free diet, although it is well known that the mucosa atrophies during protein deficiency (PLATT et al., 1964). Injection of animals with $^{32}P$ and examination of incorporation of this precursor into the DNA of the intestinal mucosa shows diminished uptake by the cells of protein-depleted rats (Table 3), thus implying that the mass of the intestinal mucosa is regulated nutritionally by changes in cell number and not in cell size. This observation is supported by more recent autoradiographic studies (Hopper *et al.*, 1968) in which a protein-free diet was found to retard the cycle of cell division and migration up the intestinal villus which is the reason for continuing cell replication in this tissue. Protein deficiency can also retard the multiplication of cells stimulated to divide, as in the case of antibody-producing cells. Table 4 shows the number of antibody-producing cells in the spleens of mice

Table 4. *Splenic plaque-forming antibody cells 6 days after immunization of mice with sheep erythrocytes*
*(From* Cooper *and* Munro, *1969)*

|  | 18 % Protein | 0 % Protein |
|---|---|---|
| Mean Body Wt. (gm) | 25 | 12 |
| Mean Spleen Wt. (mg/100 gm body weight) | 380 | 275 |
| Plaque-Forming Cells |  |  |
| a) per mg Spleen | 8.7 | 2.4 |
| b) per 100 gm body weight | 3,300 | 700 |

injected with foreign red cells. Animals receiving an adequate intake of protein accumulated a much greater number of such cells than do mice on a protein-free diet. These data confirm similar findings on rats by Kenney and her colleagues (1968) who also showed that the amount of antibody formed per cell was not affected by protein deficiency, although the cell population attained was less. The effect of protein depletion on antibody-forming cells thus parallels its action on the intestinal mucosal cell. There is some evidence that, in experimental wounds, the rate of repair by fibrous tissue formation is retarded on a low protein diet. It would be interesting to know whether multiplication of fibroblasts is retarded by protein deficiency.

## Influence of Protein Intake on the Liver

In the adult animal, both liver and skeletal muscle show little cell replication. As discussed earlier, muscle protein content responds to protein deficiency only after a delay of several days. On the other hand, liver protein content rapidly changes in response to an alteration in protein intake. We know little about the mechanisms by which muscle protein content is regulated, but the factors involved in changes in liver protein content have been extensively explored. During the absorptive period following each meal containing protein, the liver is subjected to a sudden and extensive increase in amino acid supply, as evidenced by the considerable rise in free amino acid levels in the portal blood which can be contrasted with the small rise seen in the systemic circulation (DENTON and ELVEHJEM, 1954). Can we conclude that the liver exercises a selective action on the amounts of amino acids that pass through it and enter the general circula-

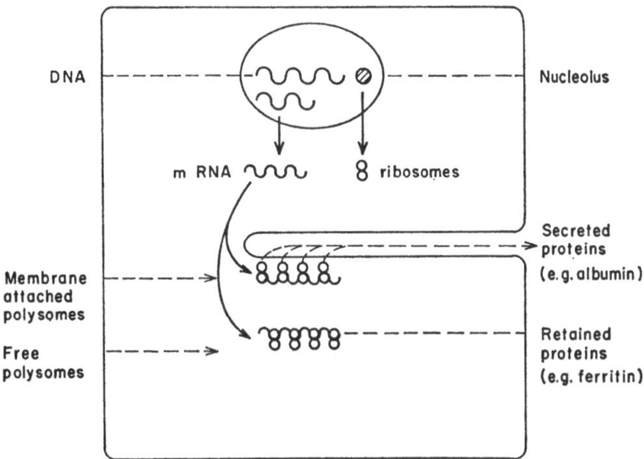


Fig. 1. General features of protein synthesis by the liver cell

tion? ELWYN (1970) has examined this question, using dogs with cannulas implanted in the portal vein, the splenic artery (to represent arterial blood going to the liver), and in the hepatic vein leaving the liver. By measuring the flow of blood in these vessels, and by frequent measurement of free amino acid levels in the plasma at these points, he has been able to monitor continuously the net exchange of free amino acids and other nitrogenous compounds across the liver during 24-hour periods. He finds that, during the first 12 hours after a large meal of meat, 57% of the absorbed amino N is converted to urea as it passes through the liver, some 6% leaves the liver as plasma proteins, and only 23% enters the general circulation as free amino acids; the remaining 14% unaccounted for is presumably retained in the liver as hepatic protein, which is known to accumulate during this period. These findings indicate that, when large amounts of protein are fed, the systemic circulation is protected against excessive changes in free amino acid concentrations by immediate responses within the liver, and that the liver has a decisive effect on the fate of dietary amino acids. It would be interesting to have these experiments extended to meals containing smaller amounts of protein, in order to determinewhether a larger proportion of the incoming amino acids is conserved, and also extended to animals that may have a large requirement for amino acids as a result of injury.

Detail is added to this picture by experiments on liver polysomes. As shown in Fig. 1, the messenger RNA and ribosomes are formed in the

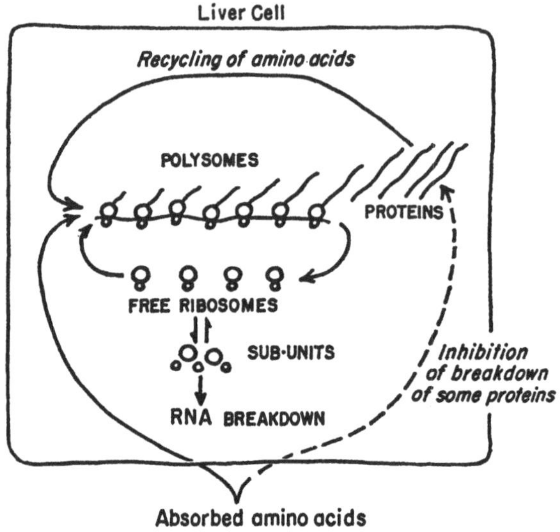



Fig. 2. Scheme showing interrelationship of amino acid supply to protein synthesis and turnover and to RNA turnover in the liver cell. (From MUNRO, 1970a)

nucleus but pass into the cell cytoplasm. There they unite and form polysomes actively engaged in the synthesis of secreted plasma proteins (polysomes attached to membranes) or of retained proteins (free polysomes). The proportion of ribosomes in the form of polysomes is an indication of the intensity of protein synthesis occurring at that time. We therefore studied the immediate effect of amino acid supply on the proportion of polysomes and free ribosomes (monosomes) in the liver cell (FLECK et al., 1965; WUNNER et al., 1966). An hour before killing, fasting rats received by stomach-tube either a nutritionally complete or a tryptophan-deficient mixture of amino acids. When the polysomes were isolated from the liver of each group, it was found that animals receiving the amino acid mixture lacking tryptophan had fewer large polysome aggregates and more monosomes and disomes than were obtained from the livers of rats given the nutritionally complete amino acid mixture. The disaggregation caused by feeding the amino acid mixture lacking tryptophan could by rapidly reversed by administering the missing tryptophan. These studies thus demonstrate that the polysome system responsible for protein biosynthesis in the liver cell is sensitive not only to the supply of amino acids, as shown by several authors, but also to the quality of the amino acid mixture. Subsequent

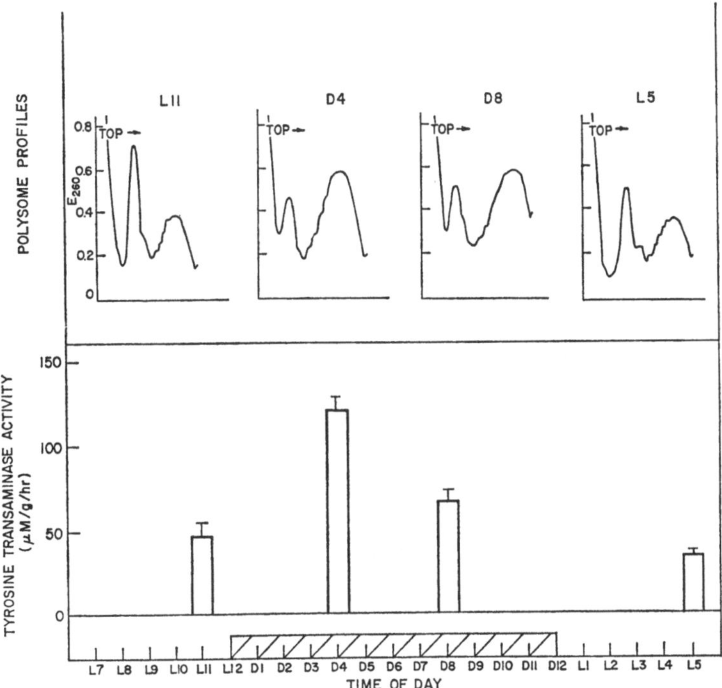


Fig. 3. Diurnal rhythms in polysome profile and tyrosine aminotransferase activity in rats subjected to 12 hours of darkness and 12 hours of light. Note that spontaneous eating occurs towards the end of the light period and terminates in the middle of the dark period.( Fishman *et al.*, 1969)

experiments (Pronczuk *et al.*, 1968) show that changes in the polysome profiles of fasting rats are determined only by the presence of tryptophan in the amino acid mixture fed, and not by the presence or absence of other amino acids. It is believed (Munro, 1968) that the special sensitivity of the polysome population of the liver to dietary tryptophan occurs because free tryptophan is normally the least abundant amino acid in the liver of the fasting rat. Evidence has also been obtained that variations in amino acid supply simultaneously affect the rate of RNA degradation, which may be coupled to the rate of protein synthesis through variations in the pool of ribosomes and their subunits, as shown in Fig. 2. Experiments with actinomycin D (FLECK *et al.*, 1965) and studies on cell-free systems (BALIGA *et al.*, 1968) show that these changes in polysome aggregation are determined solely by cytoplasmic regulation mechanisms.

Protein metabolism is subject to fluctuations in intensity throughout the day (WURTMAN, 1970). In view of the observations just described, it is not surprising to find that diurnal variations in liver protein metabolism appear to be mainly due to the intermittent consumption of protein in meals. In contrast, it would appear that plasma amino acid concentrations undergo an independent diurnal cycle that is related to nutritional factors in a more complex fashion. We have recently correlated the diurnal cycles in liver polysome aggregation and in the activity of the liver enzyme tyrosine aminotransferase in the case of rats subjected to a 12-hour alternating cycle of light and dark (FISHMAN *et al.*, 1969). Under these circumstances, the rats adopt a feeding pattern that begins towards the end of the lighting period, reaches a maximum during the early hours of darkness, and slows down again before the light comes on. Figure 3 shows that polysome aggregation is least in the middle of the light period, then starts to increase as feeding begins, reaches a maximum in the middle of the dark period, and by the beginning of the next light period shows extensive disaggregation once more. The activity of tyrosine aminotransferase, an enzyme initiating the degradation of tyrosine, follows an essentially parallel diurnal pattern. A detailed discussion of these diurnal changes in liver protein metabolism has been provided by WURTMAN (1970), who shows that the cyclical changes in aminotransferase activity are, like the polysome patterns, likely to be due to intermittent intake of tryptophan in each meal.

## Significance of Changes in Protein Intake on Liver Function

Tyrosine aminotransferase is a particularly good enzyme with which to demonstrate diurnal rhythms, because it has a turnover time of only a few hours. Consequently, when synthesis slows down during fasting, the amount of this enzyme in the liver decreases rapidly. Enzymes with slower rates of turnover do not show this diurnal rhythmicity and, when protein is removed from the diet, the enzyme level falls more slowly. This also applies to the response of plasma proteins to protein depletion. The effects of protein deficiency followed by protein repletion on albumin metabolism has been studied in rats by KIRSCH *et al.* (1968). The rate of albumin synthesis was measured with $^{14}$C-arginine, and fell steadily during depletion, and the amount of albumin in the blood also declined. When protein was fed again to the depleted rats, synthesis rate rose immediately, but the amount of plasma albumin rose only slowly because of the large size of the albumin pool compared with the amount of albumin synthesized per hour. The rapid stimulating effect of amino acid supply, and particularly of tryptophan, on albumin synthesis has been confirmed by ROTH-SCHILD et al. (1969), who perfused the livers of fasting rabbits. In man, where plasma proteins turn over more slowly than in the case of the rat, protein deficiency causes a distinct reduction of plasma albumin only after protein depletion has been going on for some time.

Loss of enzymes from the livers of protein-depleted animals is known to cause impaired liver function. This is demonstrated by a diminished clearance of bromsulfalein from the blood (WANG et al., 1949). Rats receiving a protein-free diet have a reduced capacity to inactivate estrone (VASINGTON et al., 1958). In addition, detoxication reactions in the liver are often affected by protein depletion. As discussed elsewhere (MUNRO, 1970), sensitivity to some toxins is increased, whereas sensitivity to others is reduced. In the case of compounds that exert their toxic effects after metabolic transformation by microsomal enzymes, the administration of a diet low in protein can reduce toxicity by depleting the liver of these enzymes. For example, heptachlor, a chlorinated hydrocarbon insecticide, is converted to a more toxic metabolite, heptachlor epoxide, by rat liver microsomes. Rats fed on a 5 per cent protein diet require a dose of 97 mg/kg body weight in order to achieve a 50 per cent mortality, whereas the $LD_{50}$ for rats pair-fed on 20 per cent and 40 per cent protein diets falls to 31 mg and 29 mg, respectively. This indicates (a) that toxicity is similar at the 20 per cent and 40 per cent dietary protein levels, and (b) that the diet low in protein protects against the toxic metabolite. A similar picture has been described for carbon tetrachloride. Rats on a protein-free diet are able to tolerate much larger amounts of this toxic compound, due to reduced activity of hydroxylating enzymes present in the liver microsomes, a consequence of feeding the low protein diet. By giving DDT to these protein-depleted rats, the microsomal hydroxylating enzymes in the liver can be increased, and in consequence carbon tetrachloride now becomes toxic to rats receiving the protein-free diet. In contrast to these beneficial effects of a low protein diet on resistance to heptachlor and carbon tetra-chloride, aflatoxin toxicity is enhanced by feeding rats on a diet devoid of protein. This occurs because aflatoxin is the true active principle in causing toxicity, and the microsomal enzymes formed when dietary protein is administered result in the production of non-toxic products. The question of whether the compound or its oxidation product is the true toxin probably underlies the divergent effects of protein intake on toxicity.

## Conclusions

In conclusion, more attention should be paid to the protein requirements of human subjects with various diseases, some of which increase protein needs considerably (MUNRO, 1964). Insufficient intake of protein by human subjects leads to a negative N balance, to loss of protein at different rates from different tissues, to impaired liver function and capacity for detoxication, to reduced plasma protein synthesis, and to changes in plasma free amino acid levels. The use of these and some other criteria to detect protein malnutrition in undernourished populations has been recently reviewed by WATERLOW (1969). I hope that this Symposium will stimulate similar studies of the state of protein nutrition in patients suffering from diseases causing changes in protein metabolism and protein requirements.

## References


ADDIS, T., POO, L. J., LEW, W.: J. biol. Chem. 115, 111 and 117; 116, 343 (1936).
BALIGA, B. S., PRONCZUK, A. W., MUNRO, H. N.: J. molec. Biol. 34, 199 (1968).
COOPER, W. C., MUNRO, H. N.: Unpublished results (1969).
DENTON, A. E., ELVEHJEM, C. A.: J. biol. Chem. 206, 449 (1954).
ELWYN, D. H.: In: Mammalian Protein Metabolism. Vol. 4, p. 523 (ed. MUNRO, H. N.). New York: Academic Press 1970.
FISHMAN, B., WURTMAN, R. J., MUNRO, H. N.: Proc. nat. Acad. Sci. (Wash.) 64, 677 (1969).
FLECK, A., SHEPHERD, J., MUNRO, H. N.: Science 150, 628 (1965).
HOPPER, A. F., WANNEMACHER, R. W., McGOVERN, P. A.: Proc. Soc. exp. Biol. (N.Y.) 128, 659 (1968).
KENNEY, M. A., RODERUCK, C. E., ARNRICH, L., PIEDAD, F.: J. Nutr. 95, 173 (1968).
KIRSCH, R., FRITH, L., BLACK, E., HOFFENBERG, R.: Nature 217, 579 (1968).
MILLER, S. A.: In: Mammalian Protein Metabolism. Vol. 3, p. 183 (ed. MUNRO, H. N.). New York: Academic Press 1969.
MUNRO, H. N.: In: Mammalian Protein Metabolism. Vol. 2, p. 267 (ed. MUNRO, H. N., ALLISON, J. B.). New York: Academic Press 1964.
— GOLDBERG, D. M.: In: The Role of the Gastrointestinal Tract in Protein Metabolism p. 189 (ed. MUNRO, H. N.). Oxford: Blackwell 1964.
— Fed. Proc. 27, 1231 (1968).
— In: Mammalian Protein Metabolism, Vol. 4, p. 299 (ed. MUNRO, H. N.). New York: Academic Press 1970a.
— In: Metabolic Aspects of Food Safety, p. 329 (ed. ROE, F. J. C.). Oxford: Blackwell 1970b.
PLATT, B. S., HEARD, C. R. C., STEWART, R. J. C.: In: The Role of the Gastrointestinal Tract in Protein Metabolism, p. 227 (ed. MUNRO, H. N.). Oxford: Blackwell 1964.
PRONCZUK, A. W., BALIGA, B. S., TRIANT, J. W., MUNRO, H. N.: Biochim. biophys. Acta (Amst.) 157, 204 (1968).
ROTHSCHILD, M. A., ORATZ, M., MONGELLI, J., FISHMAN, L., SCHREIBER, S. S.: J. Nutr. 98, 395 (1969).

VASINGTON, F. E., PARKER, A., HEADLEY, W., VANDERLINDE, R. E.: Endocrinology **62**, 557 (1958).
VOIT, C.: Z. Biol. **2**, 307 (1866).
WANG, C. F., HEGSTED, D. M., LAPI, A., ZAMCHECK, N., BLACK, M. D.: J. Lab. clin. Med. **34**, 953 (1949).
WATERLOW, J. C., STEPHEN, J. M. L.: Brit. J. Nutr. **20**, 461 (1966).
— In: Mammalian Protein Metabolism, Vol. **3**, p. 325 (ed. MUNRO, H. N.). New York: Academic Press 1969.
WINICK, M., NOBLE, A.: J. Nutr. **89**, 300 (1966).
WUNNER, W. H., BELL, J., MUNRO, H. N.: Biochem. J. **101**, 417 (1966).
WURTMAN, R. J.: In: Mammalian Protein Metabolism, vol. **4**, p. 445 (ed. MUNRO, H. N.). New York: Academic Press 1970.

# The Influence of Protein and Amino Acid Intake on the Plasma Amino Acid Pattern

By **Selma E. Snyderman***

New York University Medical Center, Dept. of Pediatrics, New York, N.Y., USA

The levels of the individual amino acids in the plasma reflect the net balance of a number of influences on the supply and the demand. These include the types and amounts of amino acids available in the diet, the rate and the completeness of gastrointestinal absorption, the requirements for repair and maintenance of tissue, the utilization for growth, the excretion by the kidney and the activity of the many enzyme systems involved in metabolizing any excess. Despite the many variables that may influence the plasma amino acids, it is surprising that the level of each is maintained within a relatively narrow range. For example, the plasma levels tend to remain within the normal range even in the presence of a disturbance of renal tubular function which is accompanied by large losses of amino acids in the urine. The greatest abnormalities of plasma level result from inactivity of enzyme systems concerned with the metabolism of excess amino acids and extreme elevations of the levels of specific amino acids occur in such anomalies of amino acid metabolism as phenylketonuria or maple syrup urine disease (branched chain ketoaciduria). We have been particularly concerned with the aberations of amino acid levels that are the result of alterations in the intake of either protein or of specific amino acids.

The intake of protein can be varied over a relatively wide range without any effect on the plasma amino acids. However, when the intake becomes deficient, a series of definite changes occur in the plasma amino acid pattern. We have been able to demonstrate this by a number of carefully controlled observations in normal infants 2 to 4 months of age. These infants were fed milk formulas in which the only variable was the protein content; in all other respects the composition of the diet was kept constant. Bloods were drawn in the fasting state for plasma amino acid determinations after the diets had been consumed for variable periods of time. The most drastic restriction of protein was 1.1 grams of protein per kilogram per day; the infant fed human milk receives almost twice this amount of protein. All

---

* Career Scientist of the Health Research Council of the City of New York.

results were compared to the plasma patterns of infants of the same age fed the usual cow's milk formulas which provide 3 to 3.5 grams/kg/day (Fig. 1). The findings with the low protein feeding are presented in figure 2. It is important to note that changes were apparent within 2 days of the dietary shift and it is quite possible that alterations may have occurred even sooner since no bloods were drawn earlier. The most striking changes occur in the levels of the branched chain amino acids (leucine, valine, and isoleucine), but there is depression of the levels of practically all of the essential amino acids. Tyrosine is the only one of the unessential amino

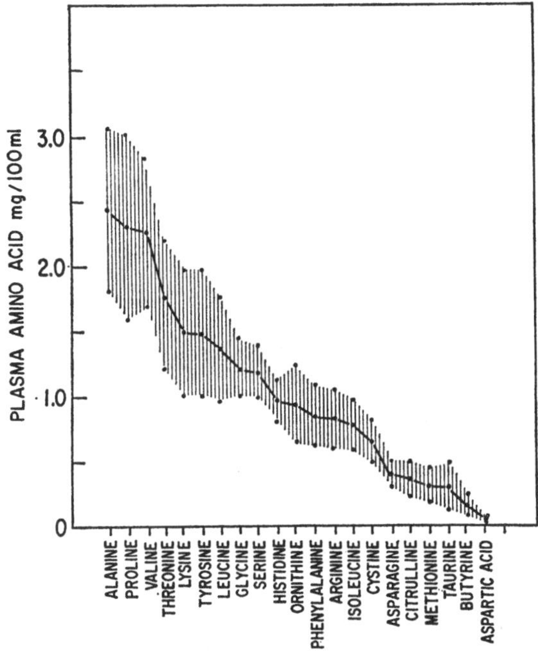


Fig. 1. The plasma aminogram of 29 normal infants fed a standard evaporated milk formula providing 3 to 3.5 g of protein/kg/day. The heavy line is the average, and the shaded area represents one standard deviation above and below the average

acids which is significantly reduced. Since the level of phenylalanine is well maintained, this suggests that there is some interference with the processes by which phenylalanine is converted to tyrosine. The other important alteration in the plasma aminogram, in striking contrast to the depression of the other amino acids, is the elevation of the glycine level. Of note, too, is the fact that the pattern for this level of protein intake remained fairly constant; even with prolonged feeding the changes in pattern did not progress very much.

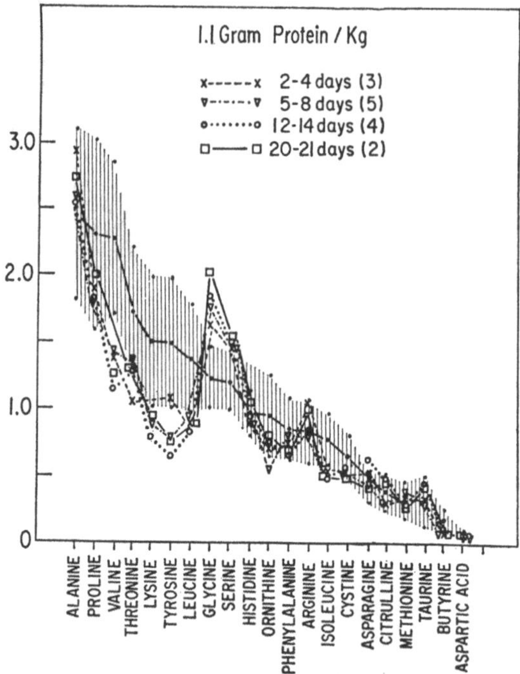


Fig. 2. The plasma aminogram after feeding 1.1 g of protein/kg/day for the lengths of time indicated on the figure. The figures in the parentheses are the number of subjects. They are plotted against the normal curve of Fig. 1

Data were also obtained with three other levels of protein intake 1.3, 1.5 and 1.7 gm/kg/day (Fig. 3). The plasma patterns with the two lower levels of intake were very similar to that observed with the more severe degree of protein restriction, while the only change noted with the 1.7 gram/kg intake was some elevation of the glycine level. Since these subjects were gaining weight at a normal rate, it suggests that this elevation of glycine level may be the most sensitive indicator of protein deficiency.

These changes in the plasma aminogram with the lowest level of protein intake are very similar to those we observed in the condition known as kwashiorkor, which is the end result of poor protein intake in young

---

Fig. 3. The plasma aminogram after feeding 1.3, 1.5 and 1.7 g of protein/kg/day. The number of subjects is indicated in the parentheses

Fig. 4. Comparison of the plasma aminogram of grade I kwashiorkor (the mildest form) to the aminogram after feeding 1.1 g of protein/kg/day for 21 days

o·······o 1.7g P/Kg (3)
x----x 1.3g P/Kg (3)
△----△ 1.5g P/Kg (2)
PLASMA AMINO ACID mg/100 ml
3.0
2.0
1.0
0
ALANINE
PROLINE
VALINE
THREONINE
LYSINE
TYROSINE
LEUCINE
GLYCINE
SERINE
HISTIDINE
ORNITHINE
PHENYLALANINE
ARGININE
ISOLEUCINE
CYSTINE
ASPARAGINE
CITRULLINE
METHIONINE
TAURINE
BUTYRINE
ASPARTIC ACID

Fig. 3.

x----x kwashiorkor Grade I
o·····o 1.1 gP – 21 days
PLASMA AMINO ACID mg/100 ml
3.0
2.0
1.0
0
ALANINE
PROLINE
VALINE
THREONINE
LYSINE
TYROSINE
LEUCINE
GLYCINE
SERINE
HISTIDINE
ORNITHINE
PHENYLALANINE
ARGININE
ISOLEUCINE
CYSTINE
ASPARAGINE
CITRULLINE
METHIONINE
TAURINE
BUTYRINE
ASPARTIC ACID

Fig. 4.

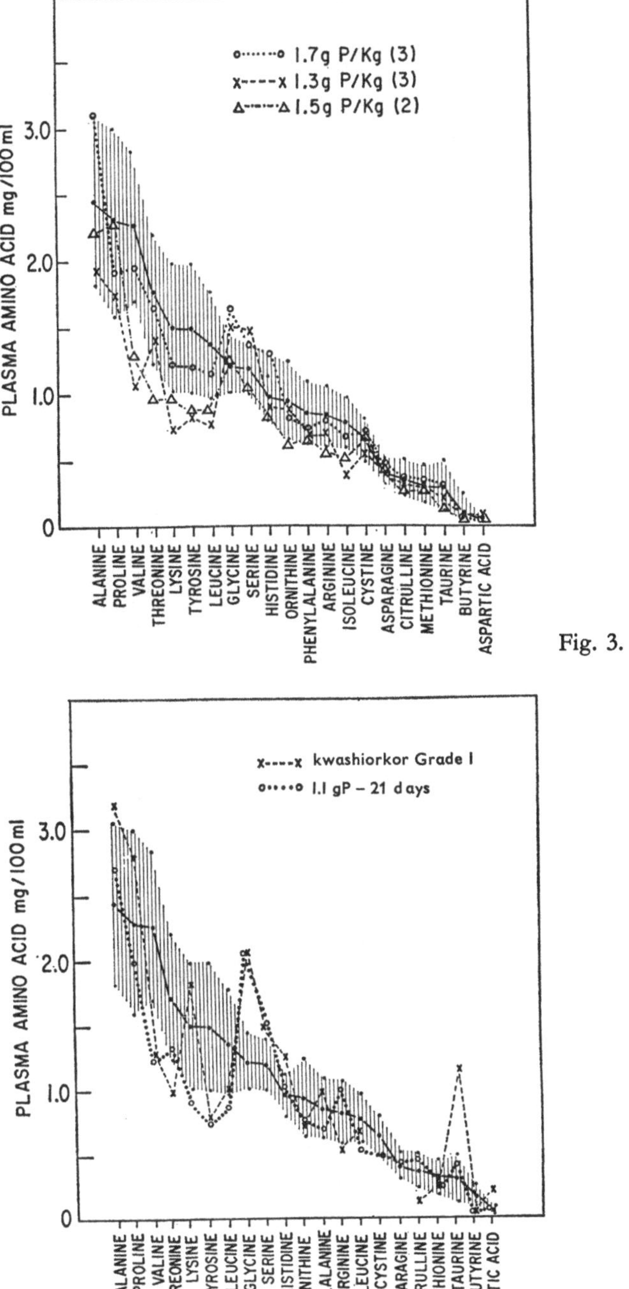

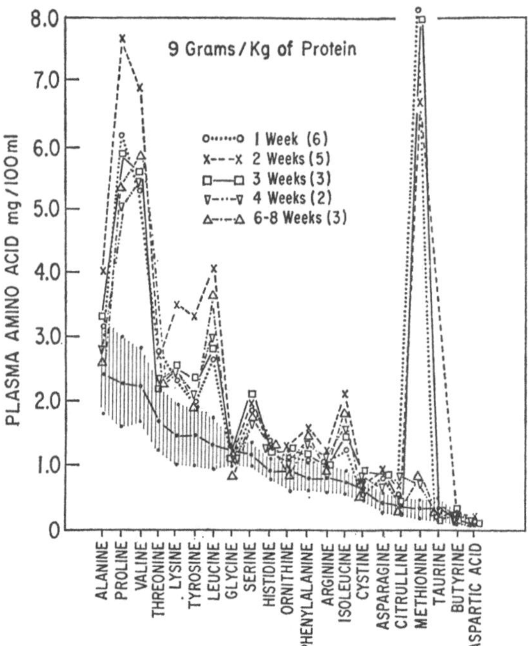



Fig. 5. The plasma aminogram after a high protein feeding, 9 g milk protein/kg/ day for the lengths of time indicated in the figure. The number of subjects is included in the parentheses

children in many underdeveloped areas of the world. Figure 4 compares the plasma aminogram obtained after feeding 1.1 g protein/kg with the mildest form of kwashiorkor. There was a more marked depression of the lysine level in the study babies while there was an elevation of the aspartic acid and taurine levels and a depression of the citrulline and arginine in kwashiorkor. These elevations in kwashiorkor may be the result of some depression of liver function that occurs with the long standing natural disease.

---

Fig. 6. The average plasma aminogram of 77 infants fed a diet of which the nitrogenous moiety was a mixture of 18 L-amino acids fed at a level equivalent to 3.5 g of whole protein/kg/day. These are plotted against the average fed a similar amount of whole protein

Fig. 7. The plasma aminogram after feeding amino acid diets equivalent to 9 g protein/kg/day for the periods of time indicated on the figure. The number of subjects in each group is included in the parentheses

x---x Amino Acid Diet
PLASMA AMINO ACID mg/100ml
3.0
2.0
1.0
0
ALANINE
PROLINE
VALINE
THREONINE
LYSINE
TYROSINE
LEUCINE
GLYCINE
SERINE
HISTIDINE
ORNITHINE
PHENYLALANINE
ARGININE
ISOLEUCINE
CYSTINE
ASPARAGINE
CITRULLINE
METHIONINE
TAURINE
BUTYRINE
ASPARTIC ACID

Fig. 6.

9 Grams Amino Acids / Kg
x---x 2-5 days (3)
□——□ 7-9 days (3)
△---△ 2-4 weeks (4)
PLASMA AMINO ACID mg/100ml
6.0
5.0
4.0
3.0
2.0
1.0
0
ALANINE
PROLINE
VALINE
THREONINE
LYSINE
TYROSINE
LEUCINE
GLYCINE
SERINE
HISTIDINE
ORNITHINE
PHENYLALANINE
ARGININE
ISOLEUCINE
CYSTINE
ASPARAGINE
CITRULLINE
METHIONINE
TAURINE
BUTYRINE
ASPARTIC ACID

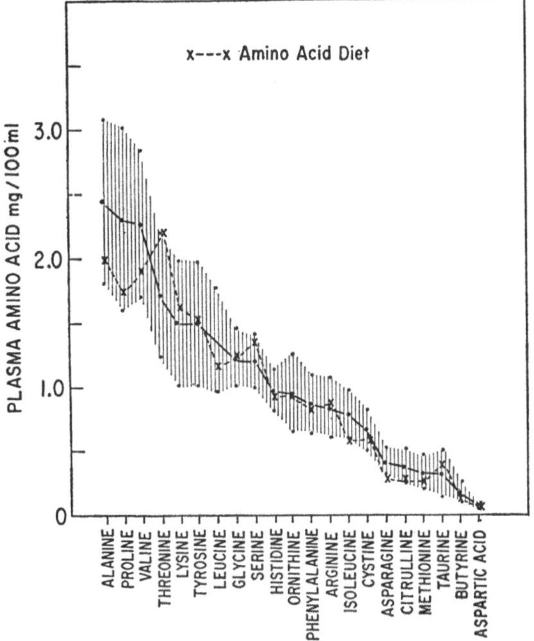

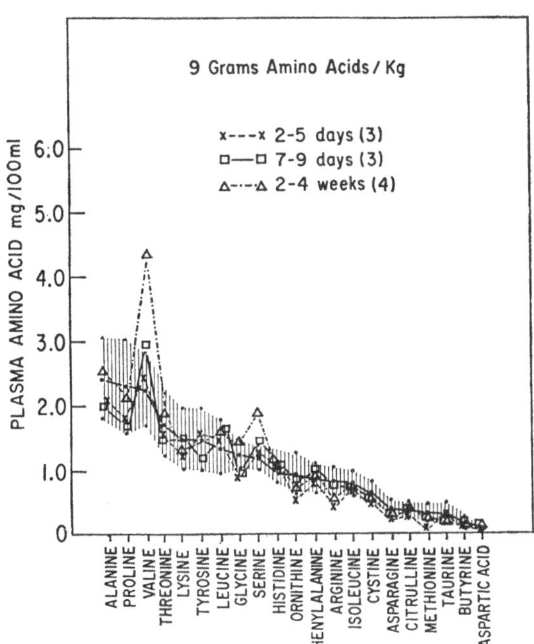

Fig. 7.

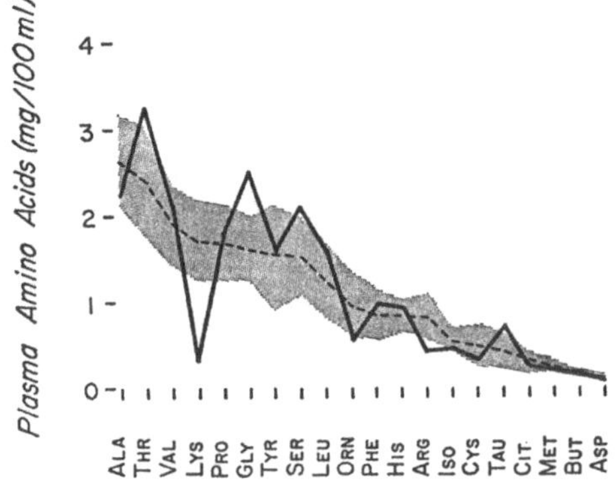

Fig. 8. The plasma aminogram after lysine had been removed from the diet for one week (average of four subjects)

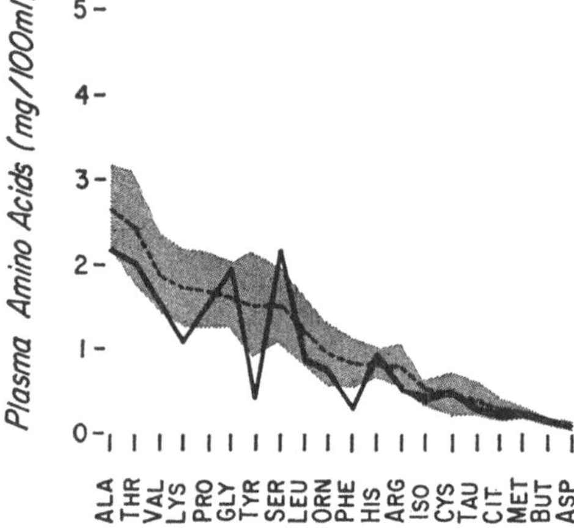

Fig. 9. The plasma aminogram after phenylalanine had been removed from the diet for one week (average of four subjects)

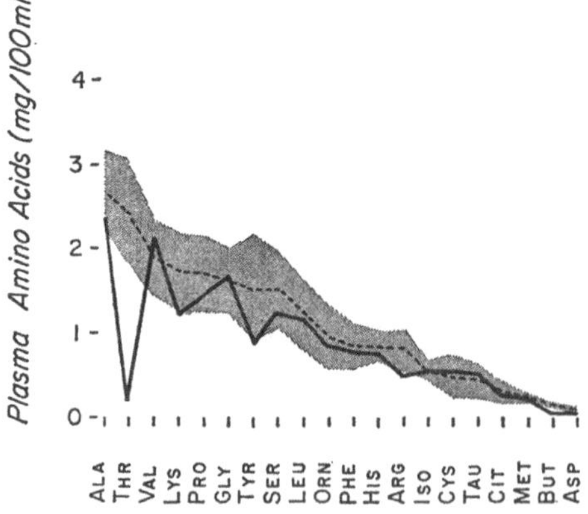

Fig. 10. The plasma aminogram three hours after threonine was removed from the diet (average of three subjects)

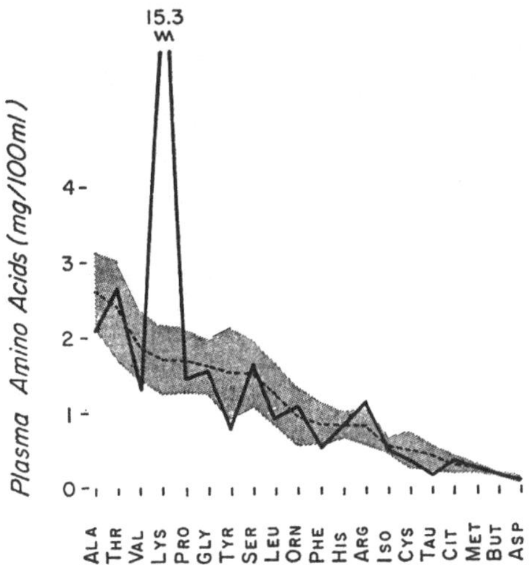



Fig. 11. The plasma aminogram three hours after an oral load of lysine (average of four subjects)

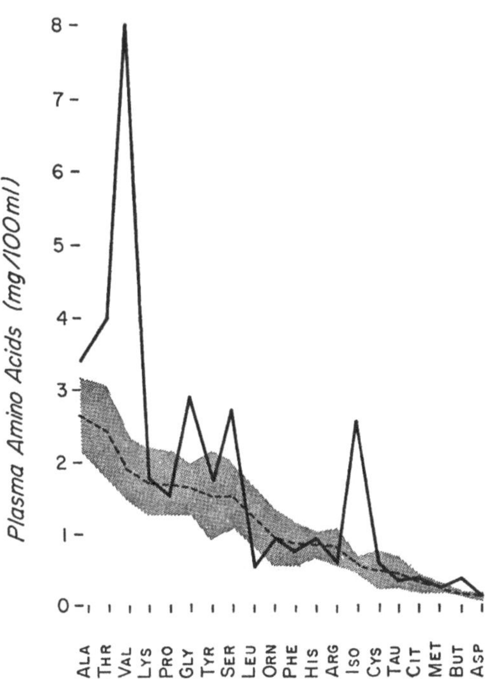



Fig. 12. The effect on the plasma aminogram of removing leucine from the diet for one week (average of six subjects)

The plasma amino acids are also affected by very high levels of protein intake. Figure 5 demonstrates the findings after feeding 9 grams of protein/ kg for various periods of time. The majority of the amino acids showed some degree of elevation, the most striking increase was in the level of methionine with elevations of 2 to 75 times the normal average. There was a great deal of variation between individual babies in the degree of elevation. The levels of the branched chain amino acids were also strikingly increased, and this was true also of the unessential amino acid, proline.

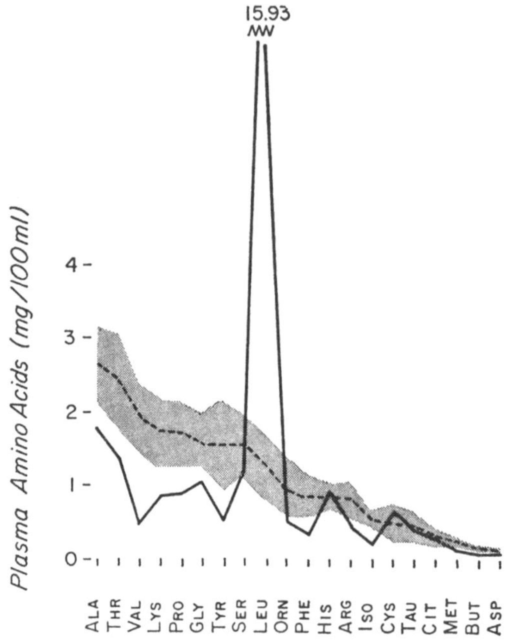


Fig. 13. The plasma aminogram three hours of an oral load of leucine (average of six subjects)

Of particular interest was the depression of the glycine level to the low normal range. Thus, the shift in the glycine level is opposite in direction to the shift in all other amino acids both in protein surfeit and in protein deficiency.

Comparisons were made between the effect of the same quantity of nitrogen supplied either as whole milk protein or in the form of its constituent amino acids. At a moderate intake, 3.5 grams/kg, the plasma levels were essentially similar (Fig. 6). However, when 9 grams were provided in the form of amino acids, few of the previously noted elevations were observed (Fig. 7). We have not as yet studied completely the chain of events that occurs with the feeding of large amounts of amino acids, but we do have some data that demonstrates much greater urinary loss when free amino acids are fed. Also, the sudden rise in plasma levels that occurs after such feeding may stimulate certain metabolic sequences that may result in a rapid lowering of amino acid levels.

Not only does the plasma aminogram reflect the adequacy of total protein intake, but it is also influenced by the adequacy of the supply of

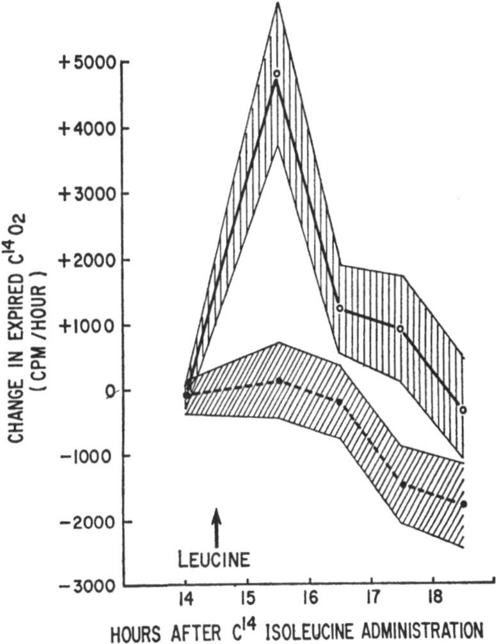


Fig. 14. The increase in $^{14}CO_2$ production resulting from a load of L-leucine to rats previously given L-isoleucine-(U)-$^{14}$C: ( – – – ) average control; (————) average experimental result; (shaded areas) standard error above and below average

individual amino acids. Restriction of the intake of any essential amino acid results in a depression of its plasma level. In a series of studies to determine the amino acid requirements of infants, we made use of a completely synthetic diet, the nitrogen moiety of which was a mixture of 18 L-amino acids. This made it possible to vary the intake of one amino acid while keeping all the other components of the diet constant. An example of such a plasma response is noted in figure 8. When an unessential amino acid is synthesized directly from an essential amino acid, its level also falls. Thus, the level of tyrosine falls when phenylalanine is omitted from the diet (Fig. 9), cystine falls when when methionine is withdrawn and butyrine falls when either threonine (Fig. 10) or methionine is removed from the diet. An excess of a single amino acid in the form of an oral load is accompanied by a striking increase in plasma level which rapidly returns to normal (Fig. 11).

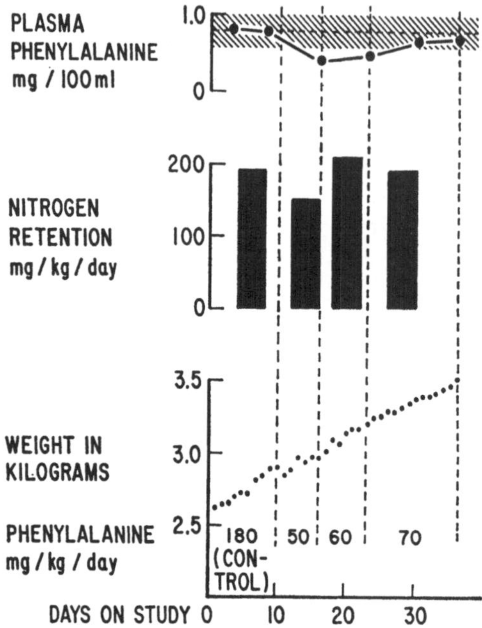


Fig. 15. Protocol of a phenylalanine requirement study. More phenylalanine is required to bring the plasma level back to the normal range than is needed for normal weight gain and nitrogen retention

An especially interesting set of changes occurs in the plasma after restricting or loading with any one of the three branched chain amino acids. For example, when leucine is withdrawn from the diet, there is the expected depression in the leucine level, but in addition, there is a striking elevation of the isoleucine and valine levels (Fig. 12). Conversely, a load of leucine is accompanied by an elevation of the leucine level and a significant depression of the valine and isoleucine levels (Fig. 13). The possible mechanism for those associated changes have concerned us for some time. By the appropriate studies we were able to eliminate alterations in gastrointestinal absorption, urinary excretion, shifts from extracellular to intracellular compartments and competition for transport sites as the cause. This left as the only possibility that a deficiency of leucine inhibited the metabolism of isoleucine and valine so that an elevation of the plasma levels resulted, and conversely, a load of leucine stimulated the metabolism of isoleucine and valine, thereby producing a drop in their plasma levels. We were able to demonstrate the validity of this latter premise in rats with the use of [14]C tagged isoleucine. Rats previously fed L-isoleucine-U-[14]C were given

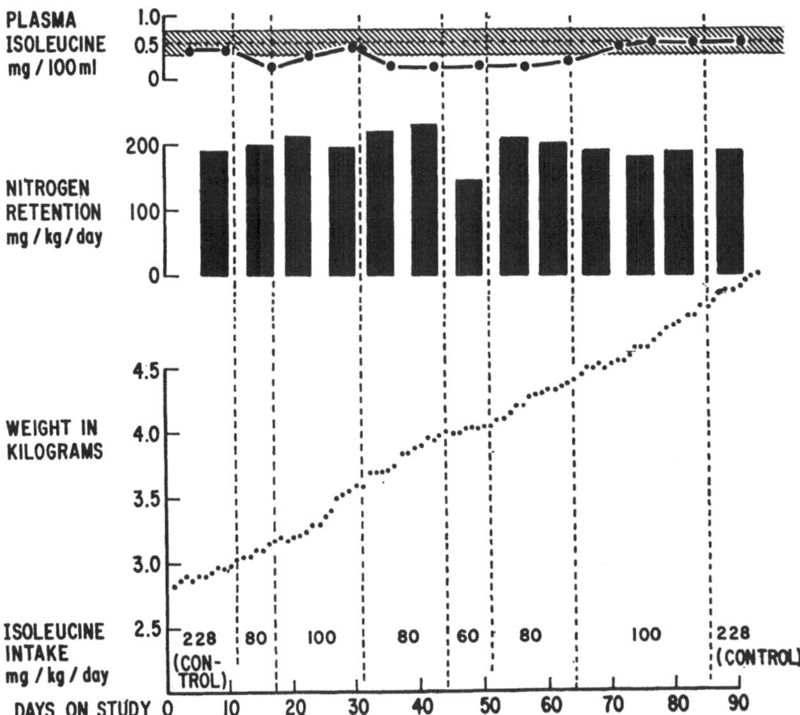


Fig. 16. Protocol of an isoleucine requirement study. The weight gain and nitrogen retention return to normal at a lower intake of isoleucine than that required for the plasma level to return to the normal range

a load of leucine after the rate of $^{14}CO_2$ expired had become constant. This resulted in a significant increase in the $^{14}CO_2$ expired in every instance. (Fig. 14). Thus, it is apparent that an increase in level of a single amino acid may stimulate the metabolism of other amino acids.

The plasma level of an individual amino acid responds to slight deficiency in intake as well as complete withdrawal, and hence can be used as a criterion of adequacy. In all our studies of the amino acid requirements of infants, we used the rate of growth, the retention of nitrogen, and the well being of the child as criteria of adequacy. Recently we have been repeating these studies while adding another criteria of adequacy, the maintenance of the plasma amino acid level within the normal range. These studies, still in progress, indicate that the plasma level returns to normal only after all the other needs for the amino acid have been met (Fig. 15 and 16). This suggests that the plasma level of an amino acid may be the most sensitive indicator of adequacy of intake. In the case of the branched chain amino acids, the changes in level of the other two persist when the intake of the third is inadequate, and return to normal when enough of the amino acid is provided (Fig. 17).

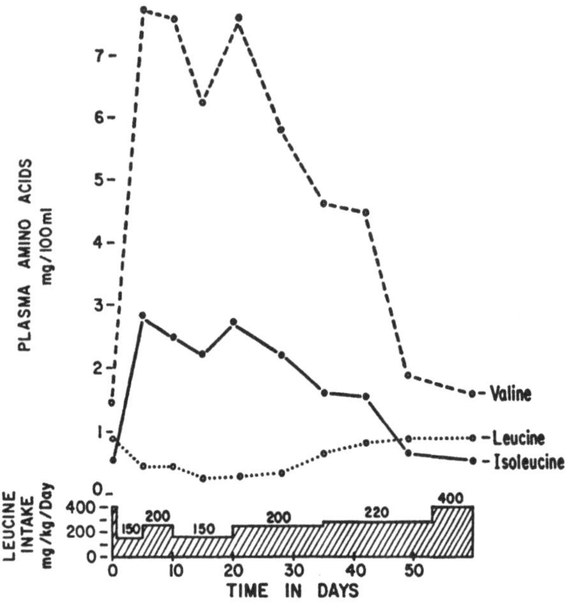


Fig. 17. The effect of leucine intake on the plasma levels of leucine, isoleucine, and valine. All three return to normal only after the leucine requirement has been met

# Einwirkung des Verhältnisses zwischen essentiellen und nicht-essentiellen Aminosäuren auf die Stickstoff-Retention bei Gesunden

Von **E. Vinnars, P. Fürst** und **B. Josephson**

Anaesthesie-Abteilung und Klinisch-chemisches Laboratorium, S:t Eriks Sjukhus,
Stockholm, Schweden

Durch systematische Experimente an gesunden freiwilligen Versuchspersonen haben wir die Einwirkung verschiedener nicht-essentieller Aminosäuren auf die Stickstoff-Bilanz bei parenteraler Ernährung untersucht [9, 10, 11]. Die nicht-essentiellen Aminosäuren wurden zusammen mit den, nach der RoseSchen Formel [7] zusammengesetzten, Lösungen mit essentiellen Aminosäuren intravenös infundiert. In dieser Studie soll der Einfluß des Verhältnisses zwischen der Konzentration der essentiellen und der nicht-essentiellen Aminosäuren auf die Stickstoff-Bilanz bei Gesunden gezeigt werden. Die Zusammensetzung der Aminosäurelösungen ist in Tabelle 1 wiedergegeben.

Tabelle 1

| Gruppe | 1 | 2 | 3 | 4 | 5 |
|---|---|---|---|---|---|
| PEN | 0 | 25 | 30 | 36 | 46 |
| Infundierter Aminosäure-stickstoff g/24 Std | | | | | |
| Essentieller N | 0 | 1,26 | 1,48 | 1,79 | 2,29 |
| Alanin | 1,04 | 0,78 | 0,73 | 0,67 | 0,56 |
| Arginin | 1,33 | 0,99 | 0,94 | 0,85 | 0,72 |
| Asparaginsäure | 0,38 | 0,28 | 0,26 | 0,24 | 0,21 |
| Glycin | 1,16 | 0,86 | 0,81 | 0,72 | 0,63 |
| Histidin | 0,67 | 0,50 | 0,47 | 0,43 | 0,36 |
| Prolin | 0,40 | 0,30 | 0,28 | 0,26 | 0,22 |
| Nicht-essentieller N | 4,98 | 3,71 | 3,49 | 3,17 | 2,69 |
| Totalstickstoff | 4,98 | 4,97 | 4,97 | 4,90 | 4,98 |

Abb. 1 zeigt die Mittelwerte von 5 Versuchsgruppen. Dieselben 4 Personen stellten sich für jeden Versuch zur Verfügung (nur bei einem Versuch in der Gruppe 1 wurde eine der Versuchspersonen durch eine andere ersetzt). An vier aufeinanderfolgenden Tagen bekamen die Versuchspersonen eine Standard-Kost, die 2,7 g Stickstoff und 2400 Kalorien pro Tag enthielt [2]. Wie erwartet, wurde die Stickstoff-Bilanz bei dieser Kost negativ. Am vierten Tag trat ein Gleichgewicht im Stickstoff-Umsatz ein.

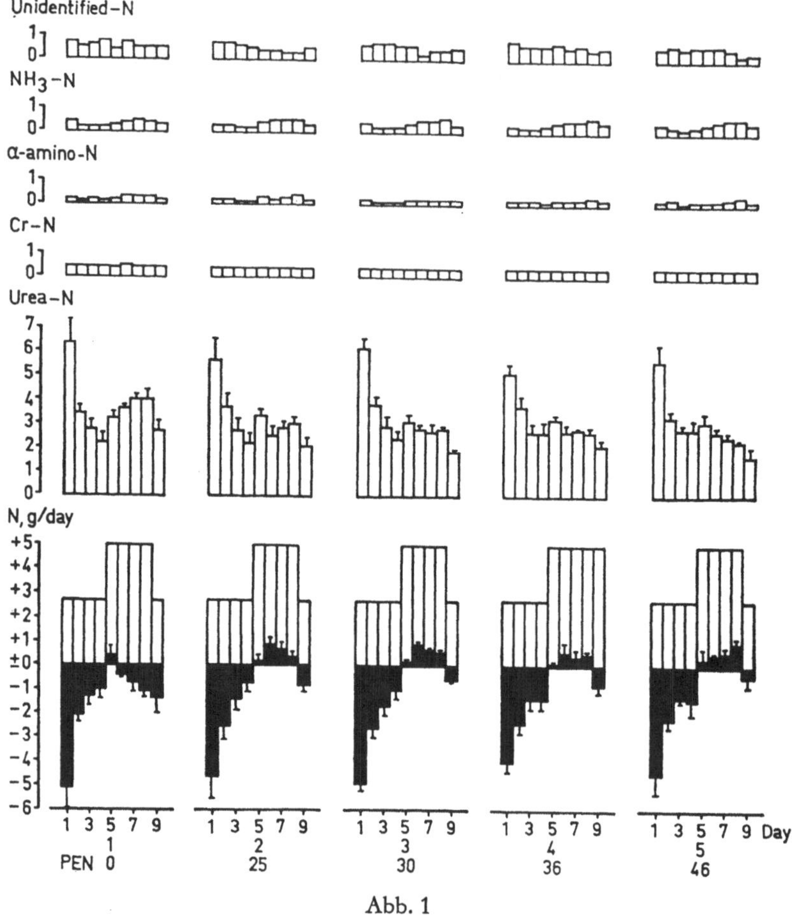


Abb. 1

Abb. 1 zeigt, wie die verbesserte Stickstoff-Bilanz hauptsächlich durch eine herabgesetzte Harnstoff-Ausscheidung erreicht wurde.

In den folgenden 4 Tagen bekamen die freiwilligen Versuchspersonen außer einem im Handel erhältlichen, aus Kohlenhydraten bestehenden, stickstofffreien Sirup (Hycal, Beecham Products, Bradford, England) keine andere Kost. Stickstoff wurde nur durch eine zweimal am Tage verabfolgte intravenöse Aminosäuren-Infusion zugeführt, die Infusionszeit betrug insgesamt 4 Std. Bei jedem Versuch wurde dieselbe Menge von Aminosäure-Stickstoff infundiert. Mit Absicht wählten wir eine Stickstoff-Menge von nur 5 g, d. h. eine geringere Menge als die, welche bei früheren Versuchen eine maximale Stickstoff-Retention herbeigeführt hatte [10].

In der ersten Versuchsreihe enthielten die Infusionslösungen nur nicht-essentielle Aminosäuren. Wie erwartet, wurde die Stickstoff-Bilanz wieder zunehmend negativ, hauptsächlich durch eine erhöhte Harnstoffausscheidung im Urin.

PEN bedeutet den Prozentgehalt des Stickstoffes der essentiellen Aminosäuren an dem totalen Aminosäure-Stickstoff der Lösung. Wie man sieht, wurde der Anteil, PEN, des essentiellen Aminosäure-Stickstoffs von 25–46% variiert. Alle Lösungen, die essentielle Aminosäuren enthielten, führten zu einer positiven Stickstoff-Bilanz. Erwähnt werden muß, daß die Bilanz-Werte nicht den Stickstoff-Verlust durch die Faeces beinhalten. Wir haben weitgehende Kenntnis über die Stickstoff-Menge in den Faeces, sowohl nach Standard-Kost mit 2,7 g N als auch nach Hycal-Diät. Nach unserer Erfahrung wird zumindest 1 g Stickstoff am Tag mit Faeces und Schweiß ausgeschieden. Folglich wird die Bilanz nur geringfügig negativ.

Es gab keinen signifikanten Unterschied zwischen den Bilanz-Werten der vier Lösungen, die essentielle Aminosäuren enthielten; doch ist der Unterschied zwischen diesen und der ersten Gruppe, die nur nicht-essentielle Aminosäuren erhielt, hoch signifikant (p < 0,001).

Man könnte daraus schließen, daß die erhöhte Stickstoff-Bilanz bei den Gruppen 2–5 nicht durch eine gesteigerte Protein-Synthese verursacht wurde, sondern nur durch erhöhte Stickstoff-Anreicherung in Form von Aminosäuren, Kreatinin, Harnstoff oder andere stickstoffhaltige Metaboliten. Dann gäbe es allerdings keinen Grund, warum solch eine Stickstoff-Retention nicht auch bei der ausschließlichen Zufuhr der nicht-essentiellen Aminosäuren auftreten sollte. Die Lösungen mit essentiellen Aminosäuren (Abb. 2) verursachten jedoch keinen Anstieg des Harnstoff-N im Blut, wie man es bei einer Anhäufung von stickstoffhaltigen Substanzen kleiner Molekülgröße erwarten könnte. Tatsächlich wurde nach der ersten Infusion der Gehalt an Plasma-Harnstoff-N geringer und ging auch nicht am 3. oder 4. Infusions-Tag auf den Ausgangswert zurück. Auf der anderen Seite führte die Infusion von lediglich nicht-essentiellen Aminosäuren zu einer konstant steigenden Plasma-Harnstoff-N-Konzentration (PUN).

Diese Ergebnisse zeigen, daß das Verhältnis essentielle Aminosäuren/nicht-essentielle Aminosäuren keinen deutlichen Einfluß auf den nutritiven Effekt der Lösung hatte, wenn nur der Minimalbedarf an essentiellen Aminosäuren zugeführt wurde. Ähnliche Ergebnisse haben wir bei anderen Versuchen erhalten, bei denen verschiedene Aminosäure-Mischungen den Versuchspersonen infundiert wurden, die eine Diät mit 2,7 g Stickstoff pro Tag, auch an den Infusions-Tagen, erhielten [11].

Einige frühere Untersuchungen haben bei oraler Gabe widersprechende Ergebnisse erbracht. Linksweiler u. Mitarb. [3, 6] und Clark u. Mitarb. [1] setzten essentielle oder nicht-essentielle Aminosäuren verschiedenen Nahrungsmitteln zu und ernährten Normalpersonen mit Mischungen, die die gleiche Menge N enthielten. Sie stellten fest, daß die Stickstoff-Bilanz bei steigenden Mengen von essentiellen Aminosäuren anstieg, auch dann, wenn viel mehr als der empfohlene Bedarf zugeführt wurde. Auf der anderen

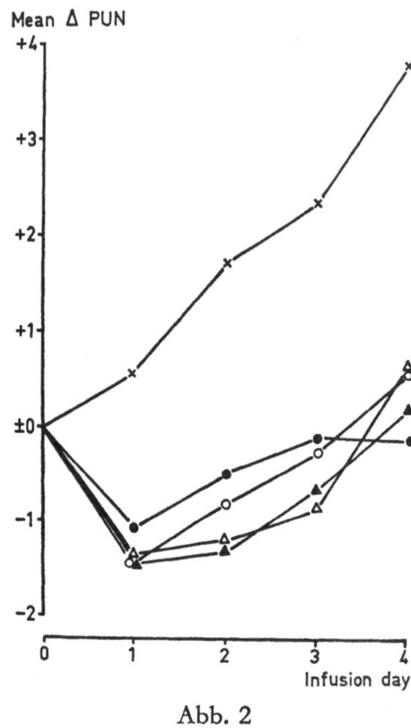


Abb. 2

Seite fanden Kofrányi u. Mitarb. [4] und Scrimshaw u. Mitarb. [8], daß die essentiellen Aminosäuren in der Kost bis zu einem gewissen Grad durch nicht-essentielle Aminosäuren ersetzt werden können, ohne daß eine Verminderung des nutritiven Wertes eintritt.

Uns scheint, daß ein Überschuß an essentiellen Aminosäuren von fragwürdigem Wert ist, sobald alle Spatien in allen „messenger RNA" aufgefüllt sind oder die Kapazität der synthetisierenden Enzyme abgesättigt ist.

Wir wissen, daß Ergebnisse von Gesunden nicht ohne weiteres auf posttraumatische Fälle übertragen werden können. Aus verständlichen Gründen können ausgedehnte Vergleiche nicht an Patienten ausgeführt werden. Wir können jedoch Mittelwerte einer Serie von Versuchen an

Tabelle 2. *Kumulative Stickstoffbilanz während der Tage 2–5 nach der Operation*

|  | n | Durchschnittliche kumulative N-Bilanz |
|---|---|---|
| Essentielle Aminosäuren | 4 | $-22,44 \pm 2,943$ |
| Essentielle Aminosäuren + nicht-essentielle Aminosäuren | 5 | $-16,67 \pm 3,509$ |

Patienten in der katabolen Phase nach Operation wegen Magengeschwür aufweisen (Tab. 2). Die erste Patientengruppe erhielt täglich Infusionen lediglich von essentiellen Aminosäuren, wohingegen die andere Gruppe Mischungen von essentiellen und nicht-essentiellen Aminosäuren infundiert bekam. Die Stickstoff-Bilanz war negativer in der Gruppe, die nur essentielle Aminosäuren erhalten hatte. RECHCIGL u. Mitarb. [5] fanden, daß ein Überschuß an essentiellen Aminosäuren im Futter von Ratten – ohne jede Zufuhr von nicht-essentiellen Aminosäuren – einen Gewichtsanstieg herbeiführte vergleichbar dem, der mit einer Mischung von essentiellen und nicht-essentiellen Aminosäuren erreicht wird. Sie kamen zu dem Ergebnis, daß essentielle Aminosäuren nicht-essentielle ersetzen können, ohne daß der Nährwert vermindert wird. Die hier vorliegenden Versuche zeigen, daß dieser Schluß nicht gültig ist für Patienten in katabolem Zustand, zumindest nicht bei parenteraler Ernährung.

## Literatur


1. CLARK, A. E., FUGATE, K., ALLEN, P. E.: Effect of four multiples of a basic mixture of essential amino acids on nitrogen retention of adult human subjects. Amer. J. clin. Nutr. 20, 233–242 (1967).
2. FÜRST, P., JOSEPHSON, B., MASCHIO, G., VINNARS, E.: Nitrogen balance after intravenous and oral administration of ammonium salts to man. J. appl. Physiol. 26, 13–22 (1969).
3. KIES, C. V., LINKSWILER, M. H.: Effect on nitrogen retention of men altering the intake of essential amino acids with total nitrogen held constant. J. Nutr. 85, 139–144 (1965).
4. KOFRÁNYI, E., JEKAT, F.: Der Ersatz von hochwertigen Eiweiß durch nichtessentiellen Stickstoff. Hoppe-Seylers Z. physiol. Chem. 338, 154–158 (1964).
5. RECHCIGL, M., Jr., LOOSLI, J. K., WILLIAMS, H. H.: The net utilization of non-specific nitrogen sources for the synthesis of non-essential amino acids. J. Nutr. 63, 177–192 (1957).
6. ROMO, G. S., LINKSWILER, M. H.: Effect of level and pattern of essential amino acids on nitrogen retention of adult man. J. Nutr. 97, 147–153 (1969).
7. ROSE, W. C.: Amino acid requirements of man. Fed. Proc. 8, 546–552 (1949).

8. Sᴄʀɪᴍsʜᴀᴡ, N. S., Yᴏᴜɴɢ, V. R., Sᴄʜᴡᴀʀᴛᴢ, R., Pɪᴄʜé, M. L., Dᴀs, J. B.:
Minimum dietary essential amino acid-to-total nitrogen ratio for whole egg
protein fed to young men. J. Nutr. **89**, 9–18 (1966).

9. Vɪɴɴᴀʀs, E., Füʀsᴛ, P., Hᴀʟʟɢʀᴇɴ, B., Hᴇʀᴍᴀɴssᴏɴ, I. L., Jᴏsᴇᴘʜsᴏɴ, B.:
The nutritive effect in man of non-essential amino acids infused intravenously
(together with the essential ones). I. Individual non-essential amino acids.
Acta anaesth. scand. **14**, 147–172 (1970).

10  — The nutritive effect in man of non-essential amino acids infused intravenously (together with the essential ones). II. Different patterns of amino
acids and different levels of nitrogen supply. Acta anaesth. scand. **14**, 233–257
(1970).

11. — Füʀsᴛ, P.: The nutritive effect in man of non-essential amino acids infused
intravenously (together with the essential ones). III. Different ratios of
essential/non-essential amino acids. Acta anaesth. scand. **14**, 259–271 (1970).

# Folgen des quantitativen und qualitativen Proteinmangels in der Schwangerschaft

Von **L. Heller**

Aus der Universitäts-Frauenklinik Frankfurt am Main

Über Folgen des Proteinmangels in der Schwangerschaft zu berichten scheint auf den ersten Blick eine nahezu unlösbare Aufgabe zu sein. Die geburtshilflich-klinischen Beobachtungen zu diesem Problem kommen zu extrem widersprechenden Ergebnissen. Einerseits wird über schwerste Schäden bei Mutter und Kind als Folge des Proteinmangels berichtet, andererseits wird eine proteinarme, manchmal sogar eine proteinfreie Diät als prophylaktische und therapeutische Maßnahme empfohlen. Unterzieht man jedoch die klinischen Berichte einer gründlichen Analyse, so lassen sich die scheinbaren Widersprüche weitgehend aufklären. Im wesentlichen sind es vier Ursachen, die zu derart divergierenden Folgerungen führten:

1. Ausnahmslos wurde bisher in der klinisch-geburtshilflichen Literatur eine kalorisch unzureichende Ernährung pauschal einem Proteinmangel gleichgesetzt. Dies war jedoch in Wirklichkeit keineswegs stets der Fall.

2. Umgekehrt wurde eine kalorisch ausreichende Ernährung nahezu regelmäßig auch hinsichtlich der Deckung des Proteinbedarfs als ausreichend angesehen, ohne dies auch nur rechnerisch nachzuprüfen. Wir wissen, daß diese Prämisse in vielen Teilen der Welt nicht zutrifft. Auch bei sozial-ökonomisch schlechter gestellten Bevölkerungsanteilen der hochentwickelten Industriestaaten findet sich bei kalorisch ausreichender Ernährung häufig ein Proteindefizit; das gleiche gilt für manche jugendliche Mütter (falsche Ernährungsgewohnheiten, Tabus).

3. Die Frage nach der Wertigkeit der zugeführten Nahrungsproteine blieb bisher praktisch unberücksichtigt. Da sich die Schwangere jedoch ebenso wie der wachsende Organismus im Stickstoffansatz befindet, muß die Wertigkeit der Nahrungsproteine zwangsläufig eine ausschlaggebende Rolle bei der Beurteilung der Eiweißversorgung der Graviden spielen.

4. Schließlich wurde bisher nicht ein einziges Mal die Frage gestellt, in welchem Zeitpunkt der Schwangerschaft ein Proteinmangel auftrat und wie lange er andauerte. Es kann aber nicht gleichgültig sein, ob der Proteinmangel erst in der Spätschwangerschaft oder aber schon in der Früh-

schwangerschaft wirksam wurde, oder ob die Mutter vielleicht schon mit einem Proteindefizit in die Schwangerschaft eintrat.

Die Erweiterung unserer ernährungsphysiologischen Kenntnisse auf der einen Seite und die Beobachtung sehr variabler Folgen, welche dieselbe Noxe zu verschiedenen Zeitpunkten der Schwangerschaft auslöst, auf der anderen Seite, verlangen dringend eine sehr viel eingehendere Analyse des Problems „Eiweißmangel in der Schwangerschaft" als bisher. Ordnet man nun die vorliegenden klinischen Beobachtungen und die tierexperimentellen Befunde unter den oben angeführten vier Gesichtspunkten, so lassen sich zahlreiche scheinbare Widersprüche weitgehend aufklären.

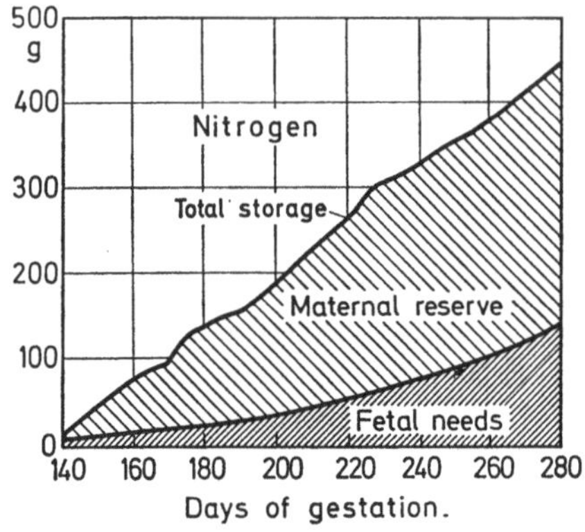


Abb. 1. Stickstoffansatz in der 2. Schwangerschaftshälfte

Zur Beurteilung möglicher Folgen des Proteinmangels in der Schwangerschaft ist die Kenntnis einiger physiologischer Fakten unabdingbare Voraussetzung. Von der 16. Schwangerschaftswoche an etwa befindet sich die Gravide in einer positiven Stickstoffbilanz (Abb. 1). Bilanzen verschiedener Untersucher ergaben übereinstimmend, daß das Maximum des N-Ansatzes zwischen der 36. und 38. Schwangerschaftswoche liegt und in dieser Zeit + 4,5 bis + 6,2 g N/die beträgt [18, 24, 26]. Für die Beurteilung der Proteinversorgung der werdenden Mutter ist nun die Tatsache von entscheidender Bedeutung, *daß sich die Mutter bei einer äußerlich ausgeglichenen N-Bilanz tatsächlich in einer negativen N-Bilanz befindet* [22, 23, 26, 27]. Sie gibt ja ständig Aminosäuren zum Aufbau der fetalen Protoplasmamasse ab. Diese diaplacentaren Abgaben sind nicht rücktransferierbar; sie werden aber durch die N-Bilanz auch nicht erfaßt. Die ständige Abgabe von Aminosäuren an den Feten erklärt namentlich im letzten Schwangerschaftsdrittel in gewissem Umfang, warum Folgen eines auftretenden Proteinmangels zunächst bei der Mutter zu beobachten sind.

## Folgen des Proteinmangels bei der Mutter

Die Frage, ob zwischen dem Mangel an Nahrungsproteinen und der Gestosefrequenz eine Relation besteht, ist in der klinisch-geburtshilflichen Literatur heftig umstritten. Von russischen Autoren wurden bereits nach dem 1. Weltkrieg Zusammenhänge diskutiert [19, 31, 32, 38]. In einer Übersicht berichtete SLOVTZOFF 1921 vor der Leningrader Akademie der Wissenschaften, daß die Gestosefrequenz am Beginn der Hungerperiode regelmäßig absank; sobald die Mangelernährung jedoch über eine gewisse Grenze hinausging, trat ein erheblicher Anstieg ein [38]. Diese Beobachtungen verfielen merkwürdigerweise der Vergessenheit.

Sehr ähnliche Beobachtungen wurden 1936 während der Belagerung von Madrid gemacht [9]. Die Bevölkerung erhielt 15,4 g Eiweiß, 12,9 g Fett und 176 g Kohlenhydrate pro Tag (Tab. 1). Es handelte sich also um eine unterkalorische und zugleich extrem proteinarme Ernährung. Unter diesen Ernährungsbedingungen schnellte die Eklampsieziffer auf das Vierfache empor. Gleiche Beobachtungen wurden während des Hungerwinters in Finnland 1940/41 [36] sowie während der Belagerungen von Paris [20], Budapest [13] und Wien [14] gemacht. Während der 16monatigen Belagerung von Leningrad mit 620000 Hungertoten hatte jede zweite Gebärende eine Eklampsie [2, 28, 39]. In allen diesen Fällen handelte es sich um eine kalorische Unterernährung verbunden mit einem extremen Eiweißmangel.

Gegen einen Zusammenhang zwischen Eiweißmangel und Gestosefrequenz schienen Beobachtungen während beider Weltkriege in Deutschland zu sprechen. Hier kam es nämlich zunächst zu einem deutlichen Rückgang der Gestosefrequenz [s. 15, 18]. Allerdings wurde hier eine vom ernährungsphysiologischen Standpunkt aus unzulässige Pauschalierung vorgenommen, indem die Verminderung der Kalorienzufuhr einer Herabsetzung der Proteinzufuhr gleichgesetzt wurde. In Wirklichkeit war dies jedoch gar nicht der Fall, da Schwangere regelmäßig Zulagen von Milch und Eiern erhielten. Unter diesen Bedingungen, nämlich einer herabgesetzten Kalorienzufuhr, speziell Fettzufuhr, bei zugleich ausreichender Proteinversorgung nahm die Gestosefrequenz nicht zu, sie ging im Gegenteil an einzelnen Stellen deutlich zurück.

Tabelle 1. *Unterernährung während der Belagerung von Madrid 1936*

|  | g | Kcal | Kal.-Proz. |
|---|---|---|---|
| Proteine | 15,4 | 63 | 6,9 |
| Fett | 12,9 | 120 | 13,3 |
| Kohlenhydrate | 176 | 721 | 76,7 |
| Kalorien |  | 904 |  |

Diese Verhältnisse änderten sich nach dem 2. Weltkrieg von Grund
auf. Bei einer Ernährung mit 1600 kcal und knapp 40 g Eiweiß pro Tag
stieg die Eklampsiefrequenz steil an. Sie lag in einzelnen Gebieten extrem
hoch: So betrug die Eklampsiemortalität in Wien 1945 etwa 40% [14],
im Raum Groß-Berlin wurde ein extremer Anstieg der Gestosen wie auch

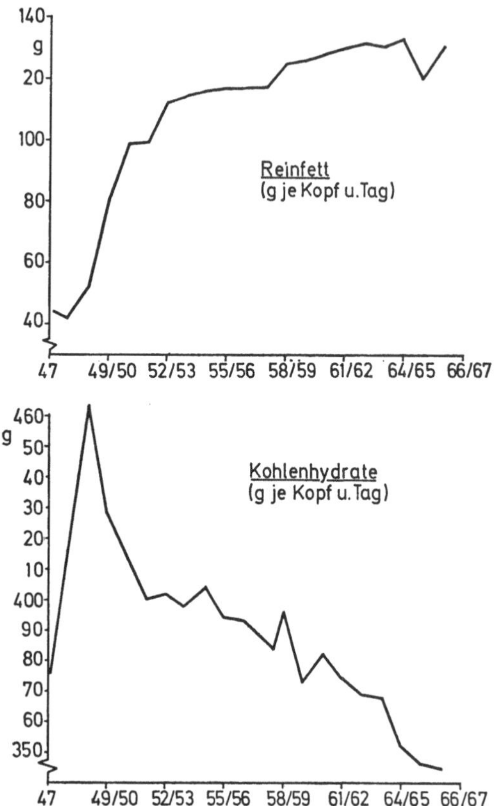


Abb. 2. Durchschnittlicher Verbrauch der deutschen Bevölkerung an Reinfett
und Kohlenhydraten

ein Anstieg der Mißbildungsrate unter diesen Hungerbedingungen beobachtet [11]. Mit der Besserung der Ernährungslage kurz nach der Währungs-
reform sank die Gestose- und Eklampsiefrequenz steil ab.

Mit dem Einsetzen der sog. „Freßwelle" begann jedoch auch die
Gestosefrequenz wieder anzusteigen. Diese Beobachtung des Anstiegs der
Gestosefrequenz unter den verbesserten Ernährungsbedingungen führte
erneut dazu, Zusammenhänge zwischen der Ernährung, speziell dem Eiweiß-

mangel und der Gestose zu negieren. Dies konnte jedoch nur deshalb geschehen, weil wiederum Kalorienzufuhr und Proteinzufuhr gleichgesetzt wurden. Tatsächlich nahm aber damals aus verschiedensten Gründen überwiegend der Fettkonsum zu (Abb. 2), während besonders in den sozialökonomisch schlechter gestellten Bevölkerungsanteilen die Proteinzufuhr zunächst unverändert blieb. Daher nahmen die Kalorienprozente aus Eiweiß z. T. ganz beträchtlich ab.

Hier liegt meines Erachtens einer der Schlüssel zur Aufklärung der Widersprüche: *Die relative Verminderung der Eiweißzufuhr bei überhöhtem Fettkonsum gefährdet die Schwangere ebenso wie eine kalorisch zwar gerade ausreichende aber proteindefizitäre Kost oder wie schließlich eine unterkalorische Kost mit absolutem Eiweißdefizit.* Letztlich handelt es sich hier nur um Unterschiede gradueller, nicht aber prinzipieller Art.

Sicher ist nun der Proteinmangel nicht die alleinige Ursache der Gestosen; er stellt jedoch unbestritten einen wesentlichen ätiologischen Faktor dar. Dies zeigen eindrucksvoll Untersuchungen in den USA [1, 3, 4, 5, 10]. Bei einer kalorisch ausreichenden Ernährung steigt die Gestosefrequenz

Tabelle 2a. *Eiweißkonsum und Morbidität bei Schwangeren*

| Täglicher Eiweißkonsum g | Krankheitsanfälligkeit % | Präeklampsiehäufigkeit % |
|---|---|---|
| Über 85 | 2,7 | 0 |
| 84–70 | 4,4 | 4,4 |
| 69–55 | 8,1 | 4,0 |
| 54–42,5 | 10,5 | 5,3 |
| Unter 42,5 | 13,9 | 8,4 |

(Nach ARNELL, GOLDMAN und BERTUCCI)

mit abnehmender Proteinzufuhr deutlich an (Tab. 2a). Mit dem Proteinmangel sind weitere Komplikationen der Schwangerschaft verbunden, insbesondere Anämien und erhöhte Infektanfälligkeit. Außerdem nimmt bei proteinarmer Kost die perinatale Mortalität und die Häufigkeit von Totgeburten stark zu [6, 10, 29, 30, 34] (Tab. 2b). Gleiche Beobachtungen liegen aus vielen anderen Teilen der Welt inzwischen vor [30, 35, 37].

Hierfür sind nicht etwa nur sozial-ökonomische Gründe verantwortlich, worauf wir gleich zurückkommen werden. Zunächst darf allgemein festgestellt werden: *Eine ausreichende Proteinzufuhr gewährleistet einen weitgehend ungestörten Ablauf der Schwangerschaft, während der Proteinmangel eine erhöhte Gestosefrequenz sowie eine erhöhte allgemeine Komplikationsrate bei der Mutter, damit verbunden aber auch eine erhöhte Gefährdung der Frucht nach sich zieht.*

Tabelle 2b. *Beziehungen zwischen täglicher Eiweißration und Fehlgeburten, Totgeburten und Sterblichkeit im 1. Lebensmonat*

| Täglicher Eiweißkonsum g | Perinatale Sterblichkeit[a] % (ARNELL u. Mitarb.) n = 400 | Häufigkeit der Fehlgeburten % (DIECKMANN u. Mitarb.) n = 602 |
|---|---|---|
| Über 85 | 0,0 | 0,0 |
| 84–70 | 2,2 | 1,26 |
| 69–55 | 2,0 | 3,33 |
| 54–42,5 | 4,2 | 8,11 |
| Unter 42,5 | 5,5 | keine Angabe |

[a] nur Spontangeburten

Dabei ist heute in den zivilisierten Industriestaaten die Relation Kalorienzufuhr:Proteinzufuhr eines der zentralen Probleme der Schwangerenernährung [25, 27]. Dies gilt sowohl für Bevölkerungsgruppen, die überernährt sind, wie auch für sozialökonomisch schlechter gestellte Bevölkerungsanteile. Auch jugendliche Mütter, deren Kost sich infolge falscher Ernährungsgewohnheiten, vor allem aber infolge der Furcht, dick zu werden, falsch zusammensetzt, haben ebenfalls eine erhöhte Rate an Schwangerschaftskomplikationen [26, 23]. In den Entwicklungsländern hingegen resultiert die Problematik Kalorienzufuhr:Proteinzufuhr in der Regel aus einem echten Defizit hochwertiger Proteine in der Nahrung.

## Folgen des Proteinmangels auf den Feten

Ich möchte mich nun der Frage: „Folgen des Proteinmangels auf die Frucht" zuwenden. Hier scheint mir von entscheidender Bedeutung zu sein, *in welchem Zeitpunkt der Gravidität* der Proteinmangel zum Tragen kommt. Die alte Auffassung, daß sich der Fet aus dem mütterlichen Organismus ähnlich einem Parasiten herausnimmt, was er zum Aufbau seiner eigenen Körpersubstanz benötigt, trifft nur sehr bedingt, vor allem aber nur auf einen bestimmten Zeitraum begrenzt zu. Dies zeigen Untersuchungen von GOETZE u. GOETZE sehr eindrucksvoll [16, 17]: Werden Ratten in der zweiten Hälfte der Tragzeit proteinarm ernährt, so unterscheidet sich die Zahl der geworfenen Jungen, ihr Gewicht, das Gewicht ihrer Lebern sowie der Gesamtproteinbestand ihres Organismus nicht von den Jungen der normal ernährten Kontrollgruppe (Tab. 3). Dagegen ist bei den Muttertieren das Plasmaeiweiß, das Gewicht der Leber und der Proteingehalt der Leber signifikant herabgesetzt. Von größtem Interesse erscheint mir

Tabelle 3. *Folgen proteinfreier Ernährung auf trächtige Ratten und ihre Feten (Proteinfreie Ernährung vom 12. bis 19. Tag der Tragzeit)*

|  | normal | proteinfrei | P |
|---|---|---|---|
| Muttertiere | $n = 32$ | $n = 30$ |  |
|   Plasmaeiweiß (g/100 ml) | 9,97 | 5,39 | $<0,05$ |
|   Leber: |  |  |  |
|   Gewicht in g | 9,01 | 6,82 | $<0,05$ |
|   Protein (g/100 g) | 16,67 | 13,40 | $<0,05$ |
| Placenta | $n = 250$ | $n = 227$ |  |
|   Gewicht (g) | 0,39 | 0,34 | $<0,05$ |
|   Protein (g/100 g) | 8,36 | 7,41 | $<0,05$ |
| Feten | $n = 250$ | $n = 227$ |  |
|   Feten/Wurf | 7,8 | 7,3 | nicht |
|   Protein (g/100 g Fett) | 49,0 | 47,0 | signi- |
|   Fetalleber (mg) | 74,0 | 72,0 | fikant |
|   (GOETZE, T. u. GOETZE, E. 1963) |  |  |  |

aber, daß das Gewicht und der Proteingehalt der Placenta bei den proteinarm ernährten Tieren gegenüber der Kontrollgruppe signifikant vermindert ist. Offensichtlich trifft den Feten ein Proteinmangel in der zweiten Schwangerschaftshälfte solange nicht, als die Mutter über genügend Eiweißreserven verfügt. Dann aber entwickelt sich zunächst eine Placentarinsuffizienz, welche in diesen Rattenversuchen jedoch keine wesentlichen Auswirkungen auf die Feten hat. Bei der viel längeren Fetalphase des Menschen dürfte sie dagegen nicht ohne Folgen bleiben.

Völlig anders liegen die Dinge, wenn das Proteindefizit von Schwangerschaftsbeginn an besteht, wie wir in eigenen Untersuchungen zeigen konnten. Werden Ratten von Schwangerschaftsbeginn an *proteinfrei* ernährt, so sterben die Feten ab und werden in der Regel resorbiert. Bei Hunden kommt es innerhalb kurzer Zeit zum Abort. Zu ganz anderen Ergebnissen kamen dagegen Tierversuche, bei denen von Beginn der Tragzeit an keine *proteinfreie*, jedoch eine *proteinarme* Kost verabfolgt wurde. Diese Ergebnisse scheinen auch für die menschliche Schwangerschaft höchste Aktualität zu besitzen.

Unabhängig voneinander fanden die Arbeitsgruppen von WINICK in New York [42, 43, 44, 45] und von GOETZE in Jena [16, 17], daß *eine proteinarme Kost von Tragzeitbeginn an bei Ratten zu einer Wachstumsverzögerung der Placenta und des Feten führt.* Gegenüber der Kontrollgruppe weisen die Jungen der proteinarm ernährten Tiere eine Verminderung der Hirnzellen um 20% auf. Die Verhaltensweise dieser Tiere im späteren Leben (Hebb-Williams-Test) unterscheidet sich deutlich von derjenigen solcher Tiere, deren Mütter während der Tragzeit normal ernährt wurden [44, 45]. Winick hat darüber hinaus gezeigt, daß bei proteinarmer Ernährung die Zellzahl in der Placenta bei unveränderter Zellgröße schon am 13. Tage nach der Konzeption herabgesetzt ist. Die Relation RNS:DNS in der Placenta ergibt einen deutlich erhöhten Wert. Die Wachstumsverzögerung der Fetalorgane kommt dagegen erst nach dem 15. Tage der Tragzeit zum Ausdruck und ist durch eine progressive Verminderung der Zellzahl gekennzeichnet. Von dem hochgradigen Proteinmangel werden also zuerst die Placenten, dann aber auch die fetalen Organe betroffen, und hier wiederum in erster Linie das Gehirn. Mittels tritiummarkiertem Thymidin haben Winick u. Velasco [45] audioradiographisch die Zellteilungsvorgänge in den verschiedenen Hirnregionen studiert: Von der Schädigung sind besonders das Kleinhirn und die direkt an den lateralen Ventrikel anschließenden Bezirke betroffen.

Besonders interessant ist die weitere Entwicklung der Nachkommen von Ratten, die eine proteinarme Ernährung während der Tragzeit erhalten hatten. Werden die Jungtiere proteinarm ernährter Muttertiere von gesunden Pflegemüttern in nicht zu großen Würfen aufgezogen, so bleibt das bestehende Defizit an Hirnzellen unverändert, auch wenn die Tiere ausgewachsen sind [43, 44]. Werden dagegen die neugeborenen Ratten, die schon intrauterin einem Eiweißmangel ausgesetzt waren, auch in der postnatalen Zeit unzureichend mit Eiweiß ernährt – eine Situation, die in vielen Teilen der Welt auch für Säuglinge zutrifft –, so findet sich später, wenn die Tiere ausgewachsen sind, eine Verminderung der Hirnzellen um 60% gegenüber den Tieren aus den Kontrollgruppen. Diese Ergebnisse wurden erst kürzlich bestätigt [46, 47].

Diese Befunde sind sowohl für den Geburtshelfer wie für den Pädiater aufregend, zumal erste ähnliche Beobachtungen beim Menschen vorliegen. So konnte bei Eingeborenen in Chile und Guatemala, deren Kinder intrauterine Wachstumsstörungen hatten, sowohl eine Verminderung der Zellzahlen in der Placenta wie auch ein verminderter DNS-Gehalt der Placenta nachgewiesen werden [45]. Auch liegen erste Beobachtungen über Zusammenhänge zwischen intrauterinem Proteinmangel und späterer geistiger Leistungsfähigkeit beim Menschen vor [40].

Über die Wege, auf welchen ein Eiweißmangel während der Gravidität beim Feten wirksam wird, herrscht noch keine Klarheit. Ob es sich bei der fetalen Retardierung um eine direkte Folge des Eiweißmangels auf die Frucht und ihre Anhänge handelt, bedarf weiterer Untersuchungen. Die oft getroffene Feststellung, daß proteinarm ernährte Mütter zu kleine und untergewichtige Kinder haben [3, 4, 5, 6, 10, 11, 18, 20, 28, 35], könnte auch noch einen anderen Mechanismus zur Grundlage haben. So findet sich nach proteinreicher Mahlzeit während der Gravidität stets ein beträchtlicher Anstieg des Wachstumshormons im mütterlichen Plasma

[41], der im Proteinmangel naturgemäß ausbleibt (Tab. 4). Ich möchte mich hier nur auf diese eine Beispiel beschränken, um darzulegen, daß sicherlich mehrere Mechanismen denkbar sind.

**Table 4.** *Plasma growth hormone concentrations following a protein meal in pregnant and nonpregnant females ( HGH mµg/ml)*

|                                | Time (minutes) | | |
|--------------------------------|----------------|------------------|------------------|
|                                | 0              | 120              | 300              |
| Controls (9)                   | 5.1  ($\pm$ 1.6) | 4.0  ($\pm$ 1,3) | 2.3 ($\pm$ 1.2) |
| First and second Trimester (5) | 9.1  ($\pm$ 1.7) | 27.8  ($\pm$ 7.3) | 24.1 ($\pm$ 5.3) |
| Third Trimester (9)            | 14.8  ($\pm$ 2.3) | 15.5  ($\pm$ 2.3) | 15.4 ($\pm$ 3.6) |

(Tysom, J. E., Merimee, T. J. 1970)

*Fassen wir zusammen* : Die Folgen eines Proteinmangels in der Gravidität sind für den Feten sehr unterschiedlich. Sie hängen wahrscheinlich von dem Zeitpunkt, in welchem der Proteinmangel die Schwangerschaft trifft, von der Intensität und der Dauer ab. In der Spätschwangerschaft kommt es allen bisherigen Befunden nach zunächst auf dem Wege über eine Placentarinsuffizienz zur Mangelversorgung des Feten. Trifft der Proteinmangel dagegen auf eine Frühschwangerschaft, so kommt es zu schwerwiegenden Schädigungen der Frucht, die in ihrem Ausmaß heute noch nicht übersehen werden können. Bei völligem Fehlen des Eiweißes in der Nahrung schon von Beginn der Schwangerschaft an kommt es bei zahlreichen Tierspezies fast regelmäßig zur Fehl- oder Totgeburt. Neuere Befunde lassen vermuten, daß dies auch beim Menschen der Fall ist. Darüber hinaus hat die Frage der intrauterinen Proteinversorgung des menschlichen Feten nach allen vorliegenden Befunden außerordentliche Bedeutung für die spätere Entwicklung des Kindes, wahrscheinlich auch für die geistige Leistungsfähigkeit des späteren Erwachsenen [40].

# Probleme des qualitativen Proteinmangels in der Schwangerschaft

Ich möchte mich nunmehr der Frage des qualitativen Proteinmangels in der Schwangerschaft zuwenden. Hierüber wissen wir bisher nur sehr wenig. Vor Jahren führten wir Stickstoffbilanzen in den letzten Schwangerschaftswochen durch, wobei in 4tägigem Turnus verschiedenwertige Proteine in gleicher Menge und bei gleichbleibender Kalorienzufuhr gegeben wurden [24]. Es ergab sich, daß der N-Ansatz je nach der Wertigkeit der zugeführten Nahrungsproteine sehr unterschiedlich war. An Tagen mit ausschließlich pflanzlicher Proteinzufuhr wurden 12,5%, an Tagen mit weit überwiegend tierischer Proteinzufuhr dagegen 44% des zugeführten Stickstoffs retiniert. Die Zufuhr wenig wertvoller Proteine ist, jedenfalls über längere Zeit, daher einem Proteinmangel gleichzusetzen.

Nachdem wir bereits 1951/52 eine Verminderung des Methionins im Serum Gravider gefunden hatten, haben wir an trächtigen Ratten Versuche mit einer methioninfreien Diät durchgeführt. An mehreren hundert Ratten ist es nicht ein einziges Mal gelungen, die Schwangerschaft zum Austragen zu bringen. Die Feten starben in der Regel zwischen dem 5. und 8. Tage der Tragzeit ab und wurden zumeist resorbiert. Legten wir der Diät Methionin zu, so wurden die Graviditäten regelmäßig ausgetragen.

Methionin ist nun diejenigen Aminosäure, welche die Wertigkeit der meisten Nahrungsproteine limitiert. Auf der anderen Seite wird diese Aminosäure aber zum Aufbau neuer Protoplasmamasse unbedingt benötigt (ausführlich s. [26]). In ganz besonderem Maße gilt dies für die Reproduktion. Als weithin bekanntes Beispiel möge hier die moderne Geflügelhaltung dienen (Tab. 5): Durch Zulagen von Methionin zum Hühnerfutter läßt sich die Produktion von Eiern ganz beträchtlich steigern [12, 13].

Tabelle 5. *Abhängigkeit der Eierproduktion vom Methioningehalt des Hühnerfutters*

| Futter-Ration | Methioningehalt g/1000 Kcal | Eierproduktion in 36 Wochen (%) |
|---|---|---|
| 1 | 0,573 | 49,7 |
| 2 | 0,675 | 56,9 |
| 3 | 0,784 | 57,9 |
| 4 | 0,889 | 68,9 |

(Spandorf, H. A., 1963)

Die Bedeutung des Methionins für das menschliche Wachstum unterstreichen Befunde der letzten Jahre; so haben Kleinkinder einen besonders hohen Methioninbedarf (s. [26, 40]). Im Zusammenhang mit der positiven N-Bilanz während der Schwangerschaft gewinnen die Befunde von Hegstedt [21] außerordentliche Bedeutung: Hegstedt fand, daß der Bedarf an essentiellen Aminosäuren beim Übergang von einer ausgeglichenen zu einer positiven N-Bilanz sehr unterschiedlich ansteigt. Um von einer ausgeglichenen zu einer positiven N-Bilanz von $+ 0,5$ g N/die zu kommen, müssen von Valin und Tryptophan rund 160%, von Methionin (in Abwesenheit von Cystin) dagegen 493% gegeben werden, wenn man die Menge der jeweiligen Aminosäure bei ausgeglichener Bilanz gleich 100%

setzt. Eigene, noch unveröffentlichte Untersuchungen der letzten Jahre lassen vermuten, daß Methionin (bzw. die schwefelhaltigen Aminosäuren) auch in der menschlichen Schwangerschaft den Engpaß bei der Proteinversorgung des Feten darstellt. Einige dieser Befunde seien hier angeführt.

Bei 22 Kindern wurde unmittelbar post partum durch Punktion der Nabelschnurgefäße getrennt arterielles und venöses Blut entnommen. 5 dieser Kinder wurden durch Sektio entbunden. Bei den Müttern dieser 5 Kinder wurde während der Operation die Art. iliaca interna und die V. iliaca interna punktiert, somit also arterielles und venöses Blut aus dem uterinen Stromgebiet gewonnen.

Tabelle 6. *Serum-Aminosäurenspektrum in arteriellem und venösem Blut bei Mutter und Kind*

| Substanz | Mutter ($n = 5$) | | Kind ($n = 22$) | |
|---|---|---|---|---|
| | arteriell | venös | arteriell | venös |
| Ornithin | 0,73 | 0,68 | 1,86 | 1,67 |
| Asparaginsäure | 2,19 | 2,01 | 1,84 | 1,57 |
| Threonin | 2,81 | 2,23 | 3,68 | 3,55 |
| Serin | 2,20 | 1,91 | 2,61 | 2,30 |
| Glutamin | 9,29 | 8,92 | 10,89 | 10,74 |
| Prolin | 2,24 | 1,81 | 2,26 | 2,10 |
| Glycin | 3,00 | 2,63 | 3,03 | 2,89 |
| Alanin | 5,09 | 3,89 | 4,20 | 4,04 |
| Valin | 2,14 | 2,13 | 3,13 | 3,03 |
| Cystin | 0,97 | 0,68 | Spur | — |
| Methionin | 0,55 | 0,42 | 0,67 | 0,43 |
| Isoleucin | 0,69 | 0,62 | 1,01 | 0,94 |
| Leucin | 1,61 | 1,45 | 1,89 | 1,76 |
| Tyrosin | 0,93 | 0,77 | 1,27 | 1,17 |
| Phenylalanin | 1,68 | 1,46 | 1,72 | 1,45 |
| Lysin | 2,76 | 2,38 | 5,86 | 5,60 |
| Histidin | 1,68 | 1,55 | 2,03 | 2,01 |
| Arginin | 2,71 | 2,08 | 2,72 | 1,73 |
| $NH_3$ | 4,97 | 2,28 | 4,12 | 3,99 |
| $\Sigma AS$ ohne $NH_3$ | 41,96 | 33,82 | 49,60 | 47,03 |
| $\Sigma AS$ mit $NH_3$ | 46,92 | 36,10 | 53,72 | 51,01 |

Methodik nach MOORE und STEIN, Technikon-Apparatur

Zunächst zeigt sich, daß die Aminosäurenkonzentration bei der Mutter im arteriellen Blut um durchschnittlich 12% höher liegt als im venösen Blut. Die größte Differenz findet sich beim Methionin mit rund 20% (Tab. 6). Im uterinen Stromgebiet wird also ein beträchtlicher Teil der freien Aminosäuren des Serum abgegeben. Dabei vollbringt die Placenta eine Konzentrationsleistung, denn die Summe aller Aminosäuren liegt auch im venösen Blut des Kindes über dem Spiegel im arteriellen Blut der Mutter.

Allerdings werden die einzelnen Aminosäuren in der Placenta offensichtlich sehr unterschiedlich konzentriert. Sämtliche essentiellen Aminosäuren finden sich beim Kind in weitaus höherer Konzentration als bei der Mutter. Setzt man den Wert im arteriellen Blut der Mutter gleich 100% (Tab. 7), so finden sich beim Kind von Threonin 131%, Valin 147%, Isoleucin 159% und von Lysin sogar 212%. Für die semiessentiellen Aminosäuren liegen die Werte tiefer, und für die nichtessentiellen Aminosäuren finden sich mit Ausnahme der Glutaminsäure Werte von unter 100%. Das dysproportionale Aminosäurenspektrum beim Neugeborenen ist also weitgehend der Ausdruck der placentaren Konzentrationsleistung.

Tabelle 7. *Aminosäurenspektrum im arteriellen mütterlichen und im arteriellen kindlichen Serum*

| Aminosäure | Mutter | Kind | Kind in % der Mutter |
|---|---|---|---|
| Essentielle Aminosäuren[a]: | | | |
| Isoleucin | 0,65 | 1,01 | 159 |
| Leucin | 1,61 | 1,89 | 118 |
| Lysin | 2,76 | 5,86 | 212 |
| Methionin | 0,55 | 0,67 | 123 |
| Phenylalanin | 1,68 | 1,72 | 102 |
| Threonin | 2,81 | 3,68 | 131 |
| Valin | 2,14 | 3,13 | 147 |
| „Semiessentielle" Aminosäuren: | | | |
| Alanin | 5,09 | 4,20 | 82 |
| Arginin | 2,72 | 1,72 | 64 |
| Histidin | 1,68 | 2,03 | 119 |
| Prolin | 2,24 | 2,26 | 100 |

[a] Tryptophan wurde nicht erfaßt

Im Hinblick auf den fetalen Aminosäurenbedarf schienen die arteriovenösen Differenzen im Aminosäurenspektrum des Neugeborenen von besonderem Interesse. Jedoch sind die Unterschiede außerordentlich gering (Tab. 8), wohl deshalb, weil die Proteinsynthese ein sehr langsam verlaufender Stoffwechselvorgang ist. Eine Ausnahme macht lediglich das Methionin. Offensichtlich ist der fetale Methioninbedarf sehr hoch, und auch diese Untersuchungen lassen vermuten, daß Methionin den limitierenden Faktor beim Aufbau der fetalen Protoplasmamasse darstellt. Über die Folgen des Methioninmangels auf die menschliche Schwangerschaft wissen wir bis heute noch nichts, wenn man eben von der sehr allgemeinen Feststellung absieht, daß es den Proteinansatz limitiert. Immerhin zeigen neueste tierexperimentelle Untersuchungen, daß das Fehlen der schwefelhaltigen Aminosäuren im Milieu der Blastocyste zu deren Absterben führt.

Lassen Sie mich mit einem Ausblick schließen: Die chemisch definierten Diäten werden uns zumindest im Tierversuch in Kürze in die Lage versetzen, sehr viel mehr über die komplizierten Vorgänge bei qualitativem Proteinmangel in der Reproduktion zu erfahren. Mangelversuche am Menschen können wir aus begreiflichen Gründen nicht durchführen. Allerdings ernähren wir gegenwärtig vier freiwillige Gravide exklusiv mit einer vollbilanzierten Diät über einen Zeitraum von mindestens 4 Wochen. Bei keiner dieser 4 Graviden konnten wir bislang Stoffwechselstörungen beobachten; es erfolgte lediglich initial eine mäßige Gewichtsabnahme. Eine

Tabelle 8. *Serum-Aminosäurenspiegel im arteriellen und venösen Blut beim Neugeborenen*

| Aminosäure | arteriell | venös | venös in % von arteriell |
|---|---|---|---|
| Essentielle Aminosäuren[a]: | | | |
| Isoleucin | 1,01 | 0,95 | 93 |
| Leucin | 1,89 | 1,76 | 93 |
| Lysin | 5,86 | 5,66 | 95 |
| Methionin | 0,67 | 0,43 | 67 |
| Phenylalanin | 1,72 | 1,45 | 84 |
| Threonin | 3,68 | 3,55 | 96 |
| Valin | 3,13 | 3,03 | 96 |
| „Semiessentielle" Aminosäuren: | | | |
| Alanin | 4,20 | 4,04 | 96 |
| Arginin | 1,72 | 1,72 | 100 |
| Histidin | 2,03 | 2,01 | 99 |
| Prolin | 2,26 | 2,10 | 92 |

[a] Tryptophan wurde nicht erfaßt

dieser Frauen hat inzwischen ein normales, 3300 g schweres und 51 cm langes Kind spontan geboren. Wir hoffen, mit Hilfe der bilanzierten Diäten weitere Einblicke in den stofflichen Bedarf, ganz besonders in den Aminosäurenbedarf zu bekommen.

Unsere heutigen Kenntnisse lassen jedoch die folgenden Feststellungen zu: Die Folgen des Proteinmangels während der Schwangerschaft für die Mutter sind von der Intensität und der Dauer des Proteindefizits abhängig. Für den Feten spielt dagegen in erster Linie der Zeitpunkt eine Rolle, in welchem er von dem Proteindefizit betroffen wird.

# Literatur


1. Arnell, R. E., Goldman, D. W., Bertucci, F. J. (zit. nach Gontzea): J.A.M.A. **127**, 1101 (1945).
2. Antonov, A. N.: Children born during the siege of Leningrad. J. Pediat. **30**, 250 (1947).
3. Burke, B. S., Beal, V. A., Kirkwood, S. B., Stuart, H. C.: Nutrition studies during pregnancy. Amer. J. Obstet. Gynec. **46**. 38 (1943).
4. – – – – The influence of nutrition during pregnancy upon the condition of the infant a tbirth. J. Nutr. **26**, 569 (1943).
5. – Harding, V. V., Stuart, H. C.: Nutrition studies during pregnancy. 4. Relation of protein content of mother's diet during pregnancy to birth length, birth weight and condition of infant at birth. J. Pediat. **23**, 506 (1943).
6. Cameron, C. S., Graham, S.: Antenatal diet and its influence on stillbirth and prematurity. Glasgow Med. J. **24**, 1 (1944).
7. Churchill, J. A., Moghissi, K. S., Evans, T. N., Frohman, C.: Relationship of maternal amino acid. blood levels to fetal development Obstet. and Gynec. **33**, 492 (1969).
8. Deutsche Gesellschaft für Ernährung DGE: Ernährungsbericht im Auftrage der Bundesregierung 1969, Frankfurt 1969.
9. Diaz de Castillo, F. O.: Krieg und Eklampsiefrequenz. Zbl. Gynäk. **68**, 35 (1944).
10. Dieckmann, W. J., Turner, D. F., Meiller, E. J., Savage, L. J., Hill, A. J., Straub, M. T.: Observations on protein intake and the health of mother and baby. J. Amer. Diet. Ass. **27**, 1046 (1951).
11. Eichmann, E., Gesenius, H.: Die Mißgeburtenzunahme in Berlin und Umgebung in den Nachkriegsjahren. Arch. Gynäk. **181**, 168 (1952).
12. Fahnenstich, R.: DL-Methionin: Grundlagen der Supplementierung von Nahrungs- und Futtermitteln. Degussa-Selbstverlag, 1970.
13. Fekete, A.: The frequency of eclampsia during the siege of Budapest. Gynaecologia (Basel) **128**, 347 (1949).
14. Froewis, J., Islitzer, E.: Eklampsie und zweiter Weltkrieg. Geburtsh. u. Frauenheilk. **9**, 572 (1949).
15. Glatzel, H.: Schwangerenernährung. Dtsch. med. Wschr. **87**, 2420 (1962).
16. Goetze, T., Goetze, E.: Einwirkung proteinfreier Ernährung trächtiger Ratten auf den Proteinstoffwechsel des Muttertieres und der Feten. Acta biol. med. germ. **10**, 537 (1963).
17. Goetze, E.: Experimentelle Untersuchungen über Stoffwechselstörungen in der späteren Fetalperiode bei weißen Ratten. Wiss. Z. Humbold Univ. Berlin, Math.-nat. Reihe **17**, 620 (1968).
18. Gontzea, J.: Die richtige Ernährung der schwangeren und stillenden Frau und ihre Bedeutung für die Gesundheit von Mutter und Kind. VEB Gustav Fischer Verlag, Jena 1965.
19. Hamperl: Persönliche Mitteilungen, sowie in: Lubarsch-Ostertag, Ergebnisse der Pathologie **26**, 419 (1932).
20. Halbrecht, I.: Les effets de l'alimentation pauvre en protéins d'origine animale sur la gestante et le fetus. Congr. internat. Gynéc. Obstetr., Genf 1954.
21. Hegstedt, D. M.: Variation in requirements of nutrients – amino acids. Fed. Proc. **22**, 1424 (1963).
22. Heller, L.: Die Eiweißtherapie der Spättoxikosen und ihre physiologischen Grundlagen. Geburtsh. u. Frauenheilk. **12**, 207 (1952).
23. – Zur modernen Prophylaxe und Therapie der Präeklampsie. Dtsch. med. Wschr. **77**, 1440 (1952).

24. HELLER, L.: Stickstoffbilanzen in den letzten drei Schwangerschaftsmonaten. Arch. Gynäk. **185**, 566 (1955).
25. — Schwangerenernährung in der modernen Industriegesellschaft. Medizin heute **16**, 301 (1967).
26. — Probleme der Schwangerenernährung heute und morgen. Wiss. Schriftenreihe Pfrimmer, Heft 5, 1970.
27. — Die Ernährung der Schwangeren. Der Gynäkologe **3**, 71 (1970).
28. HOLTERMANN: Vortrag Niederrhein. Gesellsch. Geburtsh. u. Gynäkologie 1950.
29. JEANS, P. C., SMITH, M. B., STEARNS, G.: Dietary habits of pregnant women of low income in a rural state. J. Amer. diet. Ass. **28**, 27 (1952).
30. — — — Incidence of prematury in relation to maternal nutrition. J. Amer. diet. Ass. **31**, 576 (1955).
31. LITWAK, H.: (Nach Angaben von HAMPERL). Z. Akus. (33) 1922.
32. MATZIEWSKI, I.: (Nach Angaben von HAMPERL). Irkusk. Med. Z. **3**, 48 (1925).
33. McCARTHY, R. D.: (zit. nach FAHNENSTICH). J. Dairy Sci. **51**, 51 (1968); Proc. of Maryland Nutr. Conf. 49, 1969.
34. MITCHELL, R. J., MOREHEAD, J., BROOKS, I. R.: Dietary habits of a group of severe preeclamptic in Alabama. J. nat. med. Ass. (N.Y.) **1**, 122 (1949).
35. OSOFSKY, J. J.: Antenatal malnutrition: Its relationship to subsequent infant and child development. Amer. J. Obstet. Gynec. **105**, 1150 (1969).
36. PARVIAINEN, S., PÄRNÄNEN, P. O.: The incidence of eclampsia in Finland during the years 1936–1946 with a particular view to the effect of wartime upon it. Acta obstst. gynec. scand. **29**, 31 (1949).
37. RUZICIC, U., RUZICIC, R.: The intake of protein from animal scources and the incidence of infectious diseases in the pregnant mother and the birthweight of the premature infant. Med. Glas. **16**, 387 (1962).
38. SLOVTZOFF, O.: Vortrag Leningrader Akademie der Wissenschaften 1922 (zit. nach HAMPERL).
39. STOIZIK, N. L., ORLOWA, T. I.: Die Spättoxikose der Schwangeren. Medgiz, Moskau 1952. (Übersetzung: Volk u. Gesundheit Verlag, Berlin 1954.)
40. SCRIMSHAW, N. S., CORDON, I. E.: Malnutrition, Learning and Behavior. The M.J.T. Press, Massachusetts and London 1967.
41. TYSON, J. E., MERIME, ET. J.: Some physiologic effects of proetein ingestion in pregnancy. Amer. J. Obstet. Gynec. **107**, 797 (1970).
42. WINICK, M., NOBLE, A.: Quantitative changes in DNA, RNA and protein during prenatal and postnatal growth in the rat. Devel. Biol. **12**, 451 (1965).
43. — FISH, I., ROSSO, P.: Cellular recovery in rat tissue after a brief period of neonatal malnutrition.
44. — VELASCO, E.: The effect of maternal protein restriction on cellular growth of the offspring. Internat. Congr. Nutr. Prag 1969.
45. — Mütterliche Mangelernährung. Med. Trib. **5**, 23 (1970).
46. ZEMAN, F. J.: Effect on the young rat of maternal protein restriction. J. Nutr. **93**, 167 (1967).
47. — Effect of protein deficiency during gestation on postnatal cellular development in the young rat. J. Nutr. **100**, 530 (1970).

# Changes in Lipid Metabolism under Stress

By **H. C. Meng**

Vanderbilt University School of Medicine
Nashville, Tenn., U.S.A.

"Stress" can be broadly defined as strain or alarm that a person may experience. There are many conditions and agents which are capable of initiating "stress". Starvation, trauma, infection, shock, hemorrhage, disease, extreme changes of environmental temperature, anoxia, and certain drugs are all considered as stressors. Animals and human beings respond to stress with certain metabolic changes. The extent of these changes depends on the severity and time of exposure to stress. This review concerns only the effects of starvation, infection and trauma on changes in lipid metabolism. I shall emphasize Trauma in this presentation which is divided into 4 parts: 1. What are the changes in lipid metabolism? 2. What are the possible mechanisms of these changes? 3. Are these changes physiological or pathological? 4. Should attempts be made to modify these changes and to reduce fatty acid mobilization?

## 1. What are the Changes in Lipid Metabolism?

a) *In Starvation.* The old literature on changes in blood and tissue lipids in starvation is rather inconsistent and confusing. One finding that is certain to occur in the initial phase of starvation is the increase in plasma free fatty acids (FFA). Ketones in the blood and urine are often elevated. Triglyceride, cholesterol and phospholipids in the plasma are generally decreased. The first metabolic study of starvation was reported by BENEDICT in 1915 [1] showing that more than 10 kg of total body weight were lost in a normal person after a 30-day fast. Fat tissue contributed the greater part of the weight loss and was the primary source of energy. KEYS *et al.* [2] have shown changes in weight of the major body compartments of young men with normal state of nutrition who underwent a period (24 days) of semi-starvation. The most outstanding change was a marked decrease in weight of fat tissue. After 24 days of semi-starvation, very little fat tissue was left. It appears that during starvation the body mobilizes fat or triglyceride from the adipose tissue in the form of FFA which are being utilized as the most important source of energy.

b) *In Infection.* It has been known for a long time that infection causes changes in lipid metabolism. However, controlled and systematic studies were not conducted until recent years when LE QUIRE et al. [3] reported the effect of injection of an endotoxin (Shear's polysaccharide) on serum lipids in rabbits. Intravenous injection of as little as 5–20 $\mu$g of this agent was capable of producing a marked increase in serum total lipids, cholesterol and phospholipids. KOVÁTS et al. [4] have reported changes in lipid metabolism in the course of Schwartzman's reaction. FÖLDVARI and KERTAI [5] have studied the effect of Salmonella typhi endotoxin on serum lipids and showed that either a single or repeated intravenous injections of this

Table 1. *Effects of Salmonella Typhi Endotoxin on Serum Lipids (Rabbit)*

| Time (Hrs) | Total Glycerides (mEq/L) | | |
| --- | --- | --- | --- |
| | Control[a] | Injected[b] | Tolerant[c] |
| 0 | 0.76 ± 0.015 | 0.49±0.096 | 2.54±0.66 |
| 24 | 0.76±0.078 | 1.94±0.234 | 2.84±0.47 |
| 48 | 0.68±0.267 | 1.58±0.289 | 2.31±0.49 |
| 72 | 0.87±0.676 | 1.08±0.054 | 2.44±0.88 |

| Time (Hrs) | Total Cholesterol (mg %) | | | Phospholipids (mg %) | | |
| --- | --- | --- | --- | --- | --- | --- |
| | Control[a] | Injected[b] | Tolerant[c] | Control[a] | Injected[b] | Tolerant[c] |
| 0 | 75 ±12 | 81±17 | 55±10 | 277±57 | 424±63 | 63±47 |
| 24 | 83.1± 8 | 133±19 | 70± 9 | 277±67 | 579±65 | 157±18 |
| 48 | 80 ±13 | 118±18 | 49± 9 | 223±44 | 592±45 | 115±21 |
| 72 | 70.3 | 108± 7 | 58± 3 | — | 508±37 | 138±17 |

[a] Received one injection (I. V.) of saline.
[b] Received one injection (I. V.) of Salmonella typhi endotoxin ($LD_{10}$).
[c] Received a total of 4 intravenous injections of S. T. endotoxin, one every other day. The dosage was $LD_{10}$.
Results are rearranged from FÖLDVARI and KERTAI [5].

agent produced an increase in serum total glycerides and phospholipids. The response of serum cholesterol was different in that an increase was seen after a single injection but not after repeated injection, when tolerance has been developed (Table 1). HIRSCH et al. [6] was the first group to measure plasma FFA in addition to other plasma lipids in rabbits given Shear's polysaccharide and E. Coli endotoxin (lipopolysaccharide). Table 2 shows that plasma FFA was markedly increased following a single intravenous injection (0.2 mg/rabbit) of Shear's polysaccharide endotoxin. A second injection given 26 h after the first, again produced an elevation of plasma FFA. Plasma triglycerides, cholesterol and phospholipids were also increased in rabbits given endotoxin.

The mortality rate seemed to be correlated with the plasma triglyceride concentration (Table 3). The increase in liver lipids [6] and changes in ultrastructure of the liver [7] following endotoxin injection have also been reported. The only controlled study of serum lipids and infection in human subjects was reported by GALLIN *et al.* [8]. The results are shown in Table 4. It can be seen that infection caused by gram-negative bacilli, whether in the presence or absence of bacteremia, caused an increase in serum FFA and a fourfold increase in triglycerides. The increase in phospholipids and

Table 2. *Plasma FFA Concentration of Young Rabbits that Received Shear's Polysaccharide Endotoxin[a]*

| Time Before Injection | | Plasma FFA Concentration $\mu$Eq/L $182 \pm 21^{b}$ ($n = 30$) | |
| --- | --- | --- | --- |
| After 1st Injection (h) | After 2nd Injection (h) | Endotoxin | Control |
| 2 | — | $432 \pm 81$ ($n = 11$) | $190 \pm 30$ ($n = 16$) |
| 4 | — | $347 \pm 10$ ($n = 5$) | — |
| 24 | — | $297 \pm 36$ ($n = 14$) | $197 \pm 16$ ($n = 16$) |
| 26 | 2 | $591 \pm 60$ ($n = 8$) | $148 \pm 25$ ($n = 14$) |
| 28 | 4 | $329 \pm 44$ ($n = 6$) | — |
| 48 | 24 | $260 \pm 43$ ($n = 10$) | $214 \pm 26$ ($n = 14$) |

[a] Rabbits weighing 1.2–2.0 kg were considered as "young". Shear's polysaccharide endotoxin was injected intravenously at 0.2 mg/rabbit.
[b] Standard error of the mean.
Results are taken from HIRSCH *et al.* [6].

Table 3. *Relationship between Plasma Triglyceride Concentration and Death in Young Rabbits that Received Shears' Polysaccharide Endotoxin[a]*

| No. of Animals | Plasma Triglycerides 24 h after injection (mg/100 ml) | Deaths 24–48 h |
| --- | --- | --- |
| 12 | 66– 275 | 1 |
| 12 | 337–1020 | 7 |

[a] Data rearranged from results of HIRSCH *et al.* [6].

cholesterol esters was relatively slight. There was about 100% increase in total lipids. Hepatitis caused a slight to moderate increase in serum lipids, primarily in triglyceride and free cholesterol, while fever without infection produced only a slight increase in serum FFA. Infection caused by gram-positive cocci, with or without bacteremia, produced no changes in serum lipids, Undoubtedly, further study is necessary to confirm these findings and to extend them to other infections.

c) *In Trauma*. Much work has been done in the last 30 years concerning the changes in lipid metabolism following trauma. This review will present findings reported within the last 12 years. In the early work, WADSTRÖM [9, 10] reported that plasma FFA were increased after simple bilateral

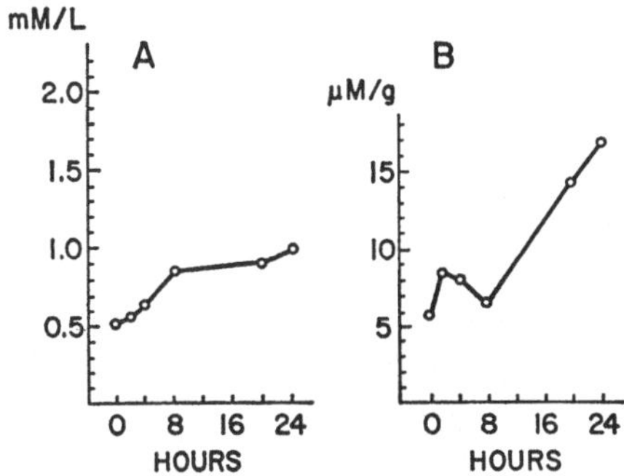

Fig. 1. A. Mean value of plasma FFA concentration of 3 dogs subjected to trauma (liver biopsy). B. Mean value of liver glyceride concentration of 3 dogs subjected to trauma (liver biopsy). Results are from CARLSON and LILJEDAHL [11]

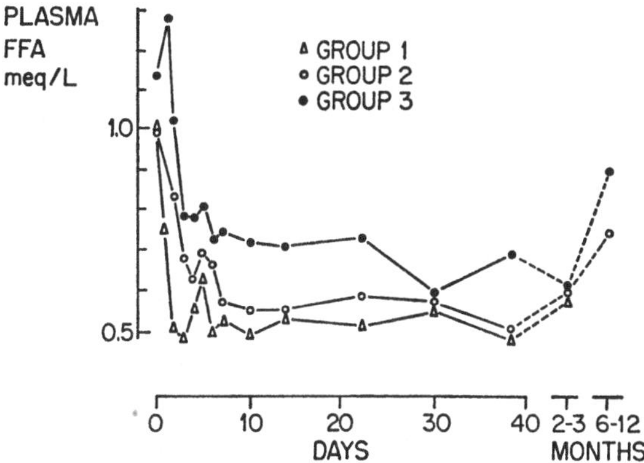

Fig. 2. Mean concentration of plasma FFA during the course of small (Group 1), medium (Group 2) and extensive (Group 3) burns. Results are from BIRKE, CARLSON and LILJEDAHL [12]

fracture of femurs in rats and after uncomplicated cholecystectomy and surgery for hernia repair in patients. However, there was a decrease in plasma triglycerides and phospholipids in both rats and patients. It was also observed that these changes were not merely due to starvation. CARLSON and LILJEDAHL [11] observed an increase in plasma FFA and a rise in liver lipids within 24 h after liver biopsy, laparotomy or needle biopsy, in dogs (Fig. 1). Increases in fat infiltration in the liver, heart and lung were also observed.

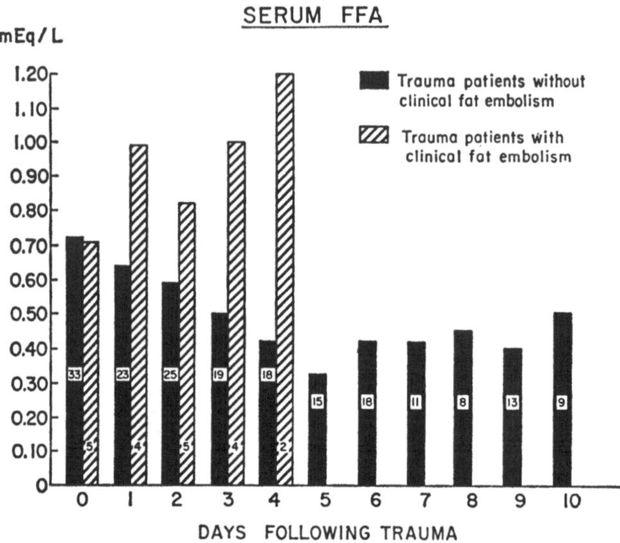


Fig. 3. Sequential determinations of Serum FFA in 47 patients following trauma (solid bars). The initial elevations returned to normal values by the third day post-trauma. Five patients who developed clinical fat embolism (slashed bars) are conpared to demonstrate the sustained elevation in FFA before heparin therapy was begun. Numbers in bars represent the number of patients studied at each time interval. From LeQUIRE et al. [13]

In burns, another form of trauma, BIRKE et al. [12] have shown that there was an initial increase in the plasma FFA concentration. Fig. 2 shows that the magnitude and duration of this increase were correlated with the severity of the burns. In patients (Group 1) who had burns of less than 15% of total surface and less than 5% of third degree, the increase in plasma FFA was brief; this change lasted longer in patients of Group 2 whose burns were 15–30% of the of total surface and 5–15% of third degree. The increase in plasma FFA was greater and lasted much longer in patients of Group 3 who had burns of more than 30% of the total surface and more than 15% of third degree. There was no apparent or consistent changes in plasma triglycerides in patients of Groups 1 and 2 whose burns were not very extensive. However, the plasma triglycerides in patients with extensive burns (Group 3) showed an initial increase and a subsequent decrease. There were no consistent changes in triglycerides of plasma lipoproteins. A decrease in cholesterol and phospholipids of plasma and plasma lipoproteins was observed in all groups.

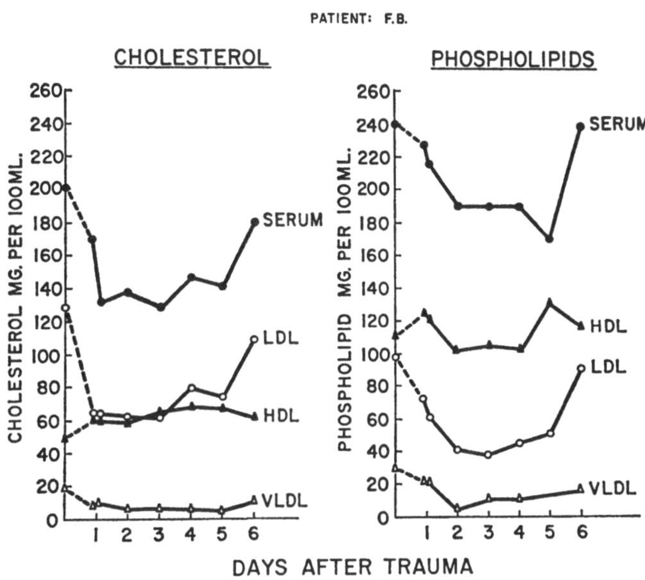


Fig. 4. Cholesterol and phospholipids in serum and in the various lipoprotein classes separated by preparative ultracentrifugation for 6 days posttrauma in a patient who did not develop clinical symptoms of fat embolism. From LeQuire *et al.* [13]

Changes in lipid metabolism in patients with multiple fractures have also been observed (13). Serum FFA levels measured within 3 h after trauma were elevated. However, this elevation of FFA usually declined 2 or 3 days after trauma, except in patients with fat embolism in whom the elevation of serum FFA persisted and showed further increase (Fig. 3). Serum cholesterol, phospholipids, low density (LDL) and very low density lipoproteins (VLDL) were decreased. Cholesterol of high density lipoproteins increased while phospholipids decreased (Fig. 4). Intravascular impaction of lipids was also observed in the lung, kidney and other organs of patients with multiple fractures and these were more extensive in those with fat embolization.

## 2. What are the Possible Mechanisms of Changes in Lipid Metabolism ?

It has been repeatedly shown that the most consistent finding is the elevation of plasma or serum FFA. This change observed in trauma was not entirely due to starvation or semi-starvation of the patients. What are the causes which produce an increase in plasma FFA? Experimental evidence indicates that when energy is not available, the body has to mobilize fat (triglyceride) from the adipose tissue in the form of FFA for energy. The FFA are distributed to other tissues or organs via the blood circulation. The mobilization of FFA from adipose tissue is regulated by neuro-hormonal mechanisms. In addition, there are other substances which can stimulate or inhibit FFA mobilization. It is well known that stress leads to the stimulation of sympathetic nerve, secretion of catecholamines, some pituitary hormones and other changes which activate the hormone-sensitive lipase in the adipose tissue resulting in increased FFA mobilization. Meng

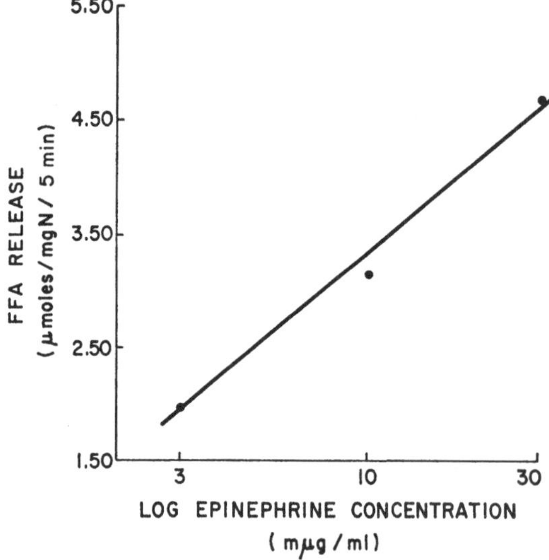


Fig. 5. Epinephrine concentrations-response curve in FFA release from isolated perfused rat epididymal fat pads. Fat pads from fed rats were perfused serially with 0.3, 10 and 30 ng of epinephrine/ml for 10, 30 and 30 min, respectively, in a non-recirculation system. The basal perfusion medium was a Krebs-Ringer bicarbonate buffer, pH 7.4, containing 5 % fatty-acid poor bovine serum albumin. Samples of perfusate were collected every 5 min. The results expressed as µmoles of FFA release/mg of tissue nitrogen per 5 min, are the average of the 30 min perfusion period for each of the epinephrine concentrations after substracting that obtained during the control period without added epinephrine. The results shown here are the average of 3 experiments. The results are from Meng and Ho [14]

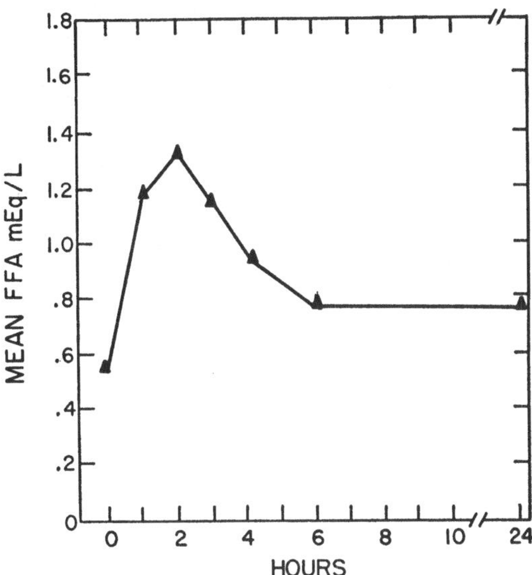


Fig. 6. Mean (3 dogs) serum FFA level during 24 h following a single injection of epinephrine in oil. Results are from SHAFRIR *et al.* [16]

and Ho [14] have shown that perfusion of epididymal fat pad of the rat with a fluid containing epinephrine at a concentration as low as 3 ng or 0.003 $\mu$g/ml produced a significant increase in FFA release (Fig. 5). Stimulation of the sympathetic nerve also produced an increase in FFA release from subcutaneous fat tissue perfused with defibrinated blood in situ [15]. Fig. 6 shows the effect of subcutaneous injection of epinephrine in dogs and Fig. 7 illustrates the effect of intravenous infusion of norepinephrine and epinephrine in man on the increase in serum FFA [16, 17]. Infusion of

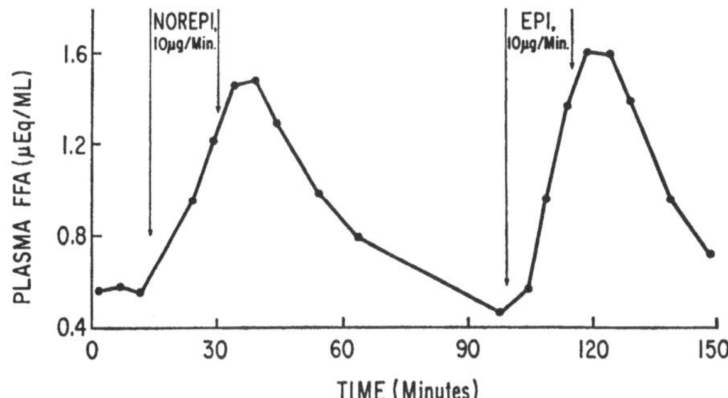


Fig. 7. Plasma FFA response of a normal subject to intravenous infusion of norepinephrine and epinephrine, each at 10 g/min. Data from STEINBERG [17]

norepinephrine for 24 h in dogs also produced lipid infiltration in the liver, heart, kidney, lungs and skeletal muscle [18]. Perfusion of rat epididymal fat pad with an ACTH-containing fluid also stimulated FFA release [19]. In fact, as shown in Fig. 8, epinephrine and ACTH potentiated each other in the stimulation of FFA mobilization from adipose tissue [20]. TSH, growth hormone, glucagon, adrenocortical steroids and some other substances such as caffeine, theophyline, etc., all have some effect in stimulating FFA release. It has been reported that the plasma and urinary steroids and catecholamines are increased in patients following surgery or trauma [21, 22].

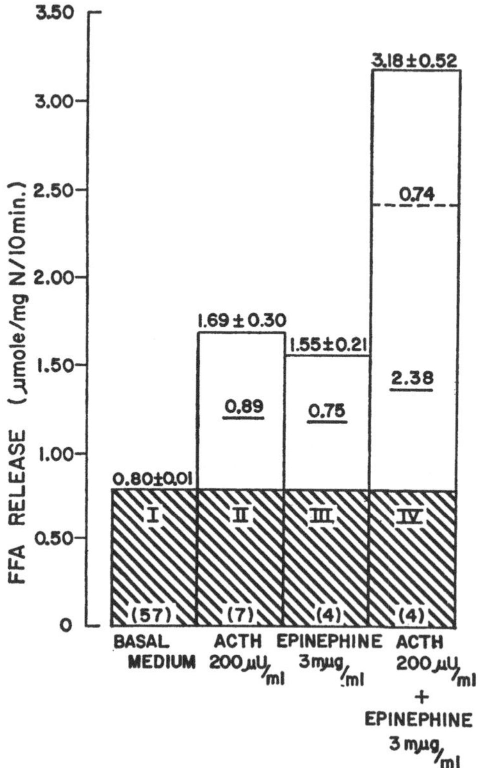


Fig. 8. The synergistic effect of ACTH and epinephrine on FFA release from isolated perfused epididymal fat pads of fasted and reserpinized rats. Control samples were collected between 0–10 min of perfusion. Other samples were collected between 30–40 min of perfusion. The figure above each column is the mean FFA release ± standard error in $\mu$mole/mg. N/10 min. The underlined figures in columns II, III and IV are FFA released after subtracting that released during perfusion with the basal medium. The figure 0.74 above the dotted line of column IV represents the synergistic effect of ACTH and epinephrine. Figures in parentheses are the number of experiments. Results are from Ho, Ho and MENG [20]

Therefore, the stimulation of sympathetic nerve and secretion of the above hormones, particularly catecholamines and ACTH, is probably responsible for the marked increase in FFA mobilization from the adipose tissue resulting in the elevation of FFA. In addition, during fasting [23] and probably after trauma, the plasma insulin and glucose levels are reduced. Reduction of plasma insulin and glucose in plasma tends to increase further FFA mobilization, because both glucose and insulin exert an inhibitory effect on epinephrine- and ACTH-stimulated FFA release. It is well known that glucose and/or insulin inhibit FFA release stimulated by epinephrine and

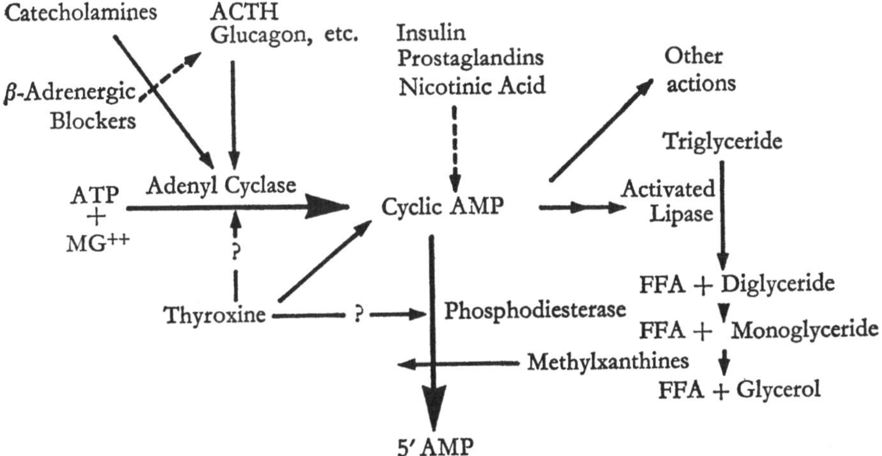


Fig. 9. A summary showing some interrelationship involving lipolytic and anti-lypolytic agents and cyclic AMP in adipose tissue. From Sutherland *et al.* [24]

by ACTH [14]. The basic mechanism of catecholamine- and ACTH-stimulated FFA mobilization from the adipose tissue is that of activation of adenyl cyclase, which catalyzes the formation of 3′, 5′-cyclic adenosine monophosphate. The 3′, 5′-cyclic AMP activates a lipase in the fat cells (Fig. 9). This lipase, known as hormone-sensitive lipase, hydrolyzes adipose tissue triglyceride producing FFA and glycerol. The relationship between the increase in tissue 3′, 5′-cyclic AMP and FFA mobilization stimulated by various epinephrine concentrations is illustrated in Fig. 10. $N^6C_2'$ dibutyryl cyclic 3′, 5′-AMP, a derivative of 3′, 5′-cyclic AMP, is capable of stimulating FFA mobilization from perfused fat tissue or incubated fat cells (Fig. 11). The increase in FFA mobilization from adipose tissue which leads to the elevation of plasma FFA, and causes an increase in FFA uptake by organs. Part of the FFA taken up by tissues is oxidized to $CO_2$ and some is utilized for the synthesis of other lipids. The liver can take up

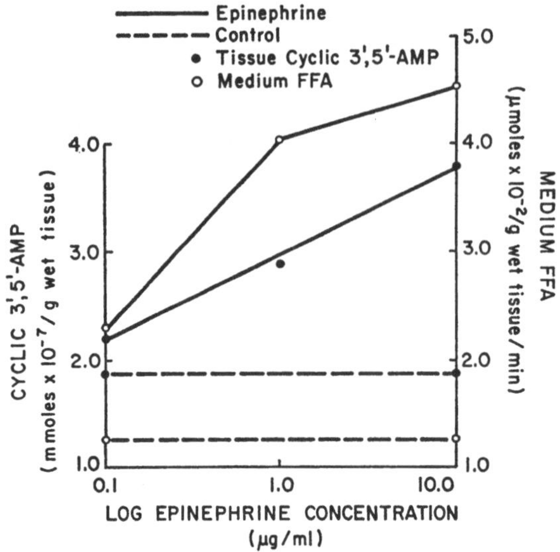



Fig. 10. Concentration-response curve of epinephrine in tissue cyclic 3',5'-AMP and FFA release. Epididymal fat pads of fed rats were incubated for 20–24 min in a Krebs-Ringer bicarbonate buffer (pH 7.4) containing 5 % fatty acid-poor bovine serum albumin and various concentrations of epinephrine (0.1, 1.0 and 10.0 μg/ml). Medium FFA and tissue cyclic 3',5'-AMP were determinde at the end of incubation. Data are from Table III, J. biol. Chem. **240**, 4515 (1965) (Butcher, Ho, Meng and Sutherland) [24]

FFA at a rapid rate leading to increased formation of triglycerides and very low density lipoproteins. However, the mechanisms for the observed deposition of lipid in tissues, decrease in plasma triglyceride, cholesterol, phospholipids, and lipoproteins, and formation of fat emboli are not well understood. They may be due to decreased synthesis of lipoprotein protein in the liver or to impaired transport of lipoproteins from the liver. Fat embolism may be due, in part, to the derangement of the emulsification system in the blood which leads to intravascular impaction of lipids.

# 3. Are these Changes (Particularly Increase in FFA Mobilization) Physiological or Pathological ?

Is the increase in FFA mobilization physiological or pathological? In other words, "Is it a useful mechanism for energy mobilization in stress which is beneficial or is it an inevitable event which may be harmful?" Obviously, the answer to this question is not available at this time. However, in stress such as surgery or trauma, with interrupted oral ingestion of food,

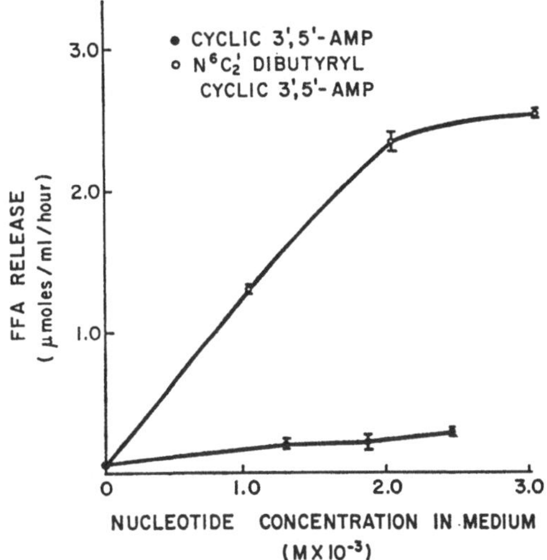



Fig. 11. Effect of cyclic 3',5'-AMP and its dibutyryl analogue on FFA production by isolated fat cells. The fat cell suspensions were incubated with various concentrations of nucleotides for 1 h at 37 °C. ●——● cyclic 3',5'-AMP; ○——○ N⁶C₂, dibutyryl cyclic 3',5'-AMP. Data are from Table IV, J. biol. Chem. **240**, 4515 (1965) (BUTCHER, HO, MENG and SUTHERLAND) [24]

the body must mobilize energy from some storage site to maintain the vital functions. The mobilization of triglycerides as FFA from the adipose tissue is, primarily, a physiological mechanism for energy mobilization and distribution to organs or tissues where fuel is continuously needed; this is considered as one of the defense mechanisms. However, it could be excessive and may produce some harmful effects. In addition, persistent and prolonged stimulation of sympathetic nerves and excessive secretion of hormones produce other effects which may be adversative.

## 4. Should Attempts be Made to Modify these Changes and to Reduce FFA Mobilization?

If the stimulation of FFA mobilization for energy is in excess and beyond the capacity of organs to metabolize them, and/or if the prolonged and exaggerated hormonal effects may produce some adverse effects, then it may be beneficial to decrease the FFA mobilization by reducing sympathetic stimulation and/or by inhibiting hormonal action. As stated previously, insulin and glucose inhibit epinephrine- and ACTH-stimulated FFA release [14]. The net result in FFA mobilization would, of course, depend on the balance of the inhibiting and stimulating factors. In addition, some drugs can also reduce the FFA mobilization stimulated by these hormones. Guanethidine, a sympathetic blocking agent is capable of inhibiting FFA moblization following trauma as a result of liver biopsy in dogs [11]. We have found that hexamethonium, a sympathetic ganglionic blocking agent is capable of blocking FFA mobilization in fested dogs without affecting the arterial blood pressure [26]. It has been said that adrenergic blocking agents seem to reduce the incidence of pulmonary complication resulting from open heart surgery [23]. Nicotinic acid can also reduce the plasma FFA and triglyceride levels and decrease triglyceride accummulation in the liver [18]. Clofibrate, a cholesterol and triglyceride-lowering agent, has been found to inhibit the increase in plasma lipids and deposition of lipids in the liver of traumatized patients [28]. Prostaglandins also decrease FFA mobilization [17]. Undoubtedly, these are preliminary and perhaps fragmentary findings, and further studies are necessary to determine the possibility of reducing FFA mobilization by chemical sympathetectomy or other lipid lowering drugs in traumatized patients or perhaps in animal models. In the meantime, it is suggested that efforts should be made to maintain the patient in good general condition. Thus, the administration of solution containing amino acids and carbohydrates for the supply of adequate nitrogen and caloric intake by the parenteral route is recommended when patients are unable to eat. In addition, it is also important to maintain the acid-base, fluid and electrolyte balances. It is the impression of some investigators that maintaining traumatized patients in good nutritional condition and in acid-base and electrolyte balance seems to decrease the incidence of fat embolization.

# References


1. BENEDICT, F. G.: A Study of Prolonged Fasting. Carnegie Institute of Washington, Publication 203, 1915.
2. KEYS, A., BROZEK, J., HENSCHEL, A., MICKELSEN, O., TAYLOR, H. L.: The Biology of Human Starvation. The University of Minnesota Press, Minneapolis, 1950.
3. LeQUIRE, V. S., HUTCHERSON, J. D., HAMILTON, R. L., GRAY, M. E.: The Effects of Bacterial Endotoxin on Lipide Metabolism. 1. The Response of the Serum Lipides of Rabbits to Single and Repeated Injections of Shear's Polysaccharide. J. exp. Med. **110**, 293 (1959).
4. KOVÁTS, T. G., LAZAR, G., REÖK, A., VEGH, P.: Changes in Fat Metabolism in the Course of Shwartzman's Phenomenon. Acta physiol. Acad. Sci. hung. **17**, 335 (1960).
5. FÖLDVARIE, P., KERTAI, P.: Changes in the Serum Lipid Fractions of Cholesterol-Fed and Control Rabbits Induced by Salmonella Typhi Endotoxin. J. Atheroscler. Res. **7**, 714 (1967).
6. HIRSCH, R. L., McKAY, D. G., TRAVERS, R. I., SKRALY, R. K.: Hyperlipemia, Fatty Liver, and Bromsulphalein Retention in Rabbits Injected Intravenously with Bacterial Endotoxins. J. Lipid Res. **5**, 563 (1964).

7. LEVY, E., SLUSSER, R. J., RUEBNER, B. H.: Hepatic Changes Produced by a Single Dose of Endotoxin in the Mouse. Electroen Microscopy. Amer. J. Path. **52**, 477 (1968).

8. GALLIN, J. I., KAYE, D., O'LEARY, W. M.: Serum Lipid in Infection. New Engl. J. Med. **281**, 1081 (1969).

9. WADSTRÖM, L. B.: Effect of Trauma on Plasma Lipids. Am. Experimental Study in the Rat. Acta chir. scand. **115**, 409 (1958).

10. — Changes in the Concentration of Unesterified Fatty Acids, Glycerides and Phospholipids in Human Plasma Following Operation. Acta chir. scand. **116**, 167 (1959).

11. CARLSON, L. A., LILJEDAHL, S.-O.: Lipid Metabolism in Trauma. I. Plasma and Liver Lipids during 24-hours after Trauma with Special Reference to the Effect of Guanethidine. Acta med. scand. **173**, 25 (1963).

12. BIRKE, G., CARLSON, L. A., LILJEDAHL, S.-O.: Lipid Metabolism in Trauma. III. Plasma Lipids and Lipoproteins in Burns. Acta med. scand. **178**, 337 (1965).

13. LeQUIRE, V. S., HILLMAN, J. W., GRAY, M. E., SNOWDEN, R. T.: Clinical and Pathologic Studies of Fat Embolism. In: Instructional Course Lectures, American Acad. Orthoped. Surg., edited by WILSON, J. C., Jr., CALANDRUCCIO, R. A., LOVELL, W. W., MacAUSLAND, W. R., Jr., STAMP, W. G.: **19**, 12 (1970), C. V. Mosby Co., St. Louis.

14. MENG, H. C., HO, R. J.: Quantitative Relationship of Some Factors Affecting Fatty Acid Mobilization and the Role of Adenosine 3',5'-Monophosphate in the Activation of Epinephrine-Sensitive Lipase in Adipose Tissue. In Progress in Biochemical Pharmacology, Edited by PAOLETTI, R. and STEINBERG, D. **3**, 207 (1967).

15. ROSELL, S.: Release of Free Fatty Acids from Subcutaneous Adipose Tissue in Dogs Following Sympathetic Nerve Stimulation. Acta physiol. scand. **67**, 343 (1966).

16. SHAFRIR, E., SUSSMAN, K. E., STEINBERG, D.: The Nature of the Epinephrine-Induced Hyperlipidemia in Dogs and Its Modification by Glucose. J. Lipid Res. **1**, 109 (1959).

17. STEINBERG, D.: Catecholamine Stimulation of Fat Mobilization and Its Metabolic Consequences. Pharmacol. Rev. **18**, 217 (1966).

18. CARLSON, L. A.: Lipid Metabolism in Trauma. Proceedings of a Conference on Energy Metabolism and Body Fuel Utilization, compiled by MORGAN, A. P. p. 50, 1966.

19. HO, R. J., MENG, H. C.: A Technique for the Cannulation and Perfusion of Isolated Rat Epididymal Fat Pad. J. Lipid Res. **5**, 203 (1964).

20. — HO, S. J., MENG, H. C.: Potentiation and Apparent Inhibition of Adreno-Corticotrophic Hormone-Induced Mobilization of Free Fatty Acids by Catecholamines in Vitro. Metabolism **16**, 1010 (1965).

21. NEY, R. L., SHIMIZU, N., NICHOLSON, W. E., ISLAND, D. P., LIDDLE, G. W.: Correlation of Plasma ACTH concentration with Adrenocortical Response in Normal Subjects, Surgical Patients and Patients with Cushing's Disease. J. clin. Invest. **42**, 1669 (1963).

22. HAVEL, R. J.: The Autonomic Nervous System and Intermediary Carbohydrate and Fat Metabolism. Anesthesiology **29**, 702 (1968).

23. GAHILL, G. F., SOELDNER, J. S.: Glucose Hemeostasis: A Brief Review. In: Hormonal Systems, edited by STEAR, E. B., and KADISH, A. H. Supplement 1, Mathematical Biosciences, R. Bellman, Editor, American Elsevier, New York, 1969.

24. SUTHERLAND, E. W., HARDMAN, J. G., BUTCHER, R. W., BROADUS, A. E.:
    The Biological Role of Cyclic AMP (Some Areas of Contrast With Cyclic
    GMP). Progress in Endocrinology, p. 26. Excerpta Medica International
    Congress Serise, No. 184, 1970.
25. BUTCHER, R. W., HO, R. J., MENG, H. C., SUTHERLAND, E. W.: Adenosine 3',
    5-Monophosphate in Biological Materials. II. The Measurement of Adenosine
    3',5'-Monophosphate in Tissues and the Rose of the Cyclic Nucleotide in the
    Lipolytic Response of Fat to Epinephrine. J. biol. Chem. **240**, 4515 (1965).
26. MENG, H. C., EDGREN, B.: Source of Plasma Free Fatty Acids in Dogs
    Receiving Fat Emulsion and Heparin. Amer. J. Physiol. **204**, 691 (1963).
27. MOORE, F. D.: In Discussion of L. A. CARLSON's presentation of "Lipid
    Metabolism in Trauma", p. 58. Proceedings of a Conference on Energy
    Metabolism and Body Fuel Utilization, compiled by MORGAN, A. P. 1966.
28. O'DRISCOLL, M., POWELL, F. J.: Injury, Serium Lpids, Fat Embolism, and
    Clofibrate. Brit. med. J. **4**, 149 (1967).

# Diskussion

**K. Hergt** (Detroit) zu H. N. Munro: Ich möchte ein anderes Organ zu Herrn Dr. Munros Liste hinzufügen. Dieses Organ nimmt an der allgemeinen Reduktion in Eiweißmangelzuständen und im chronischen Hungerzustand teil. Ich beziehe mich hierbei auf das Blut. Chronische Hungerzustände sind von einer Reduktion des Blutvolumens begleitet, und diese Tatsache ist von klinischer Wichtigkeit besonders für den Chirurgen und den Anaesthesisten.

**H. N. Munro** (Cambridge USA) zu L. Heller: Does your antibody for the growth-hormon distinguish the pituitary-hormon from the placenta-hormon? – Haben Sie das Wachstumshormon vom Hormon der Hypophyse und dem Chorion-Wachstumshormon unterschieden?

**L. Heller** (Frankfurt/M.): Ich habe diese Untersuchungen lediglich zitiert, es waren keine eigenen Untersuchungen. Ich habe sie nur als Beispiel dafür herangezogen, daß auch noch andere Mechanismen möglich sind als die einer direkten Einwirkung des Proteinmangels auf den Föten. Es wäre also auch denkbar, daß ein solcher Mechanismus über das Wachstumshormon läuft; dabei habe ich die Frage des hypophysären oder des placentaren Wachstumshormons völlig offen gelassen.

**L. Démant** (Usnach) zu L. Heller: Ich habe in den Jahren des zweiten Weltkrieges in sowjetischer Gefangenschaft tausende Hungerödeme oder sogenannte Dystrophien gesehen – trockene Formen – und niemals habe ich neurologische – also Eklampsien – gesehen. Wann haben Sie Eklampsien gesehen – in geschwollenen Formen oder in trockenen Formen?

**L. Heller** (Frankfurt/M.): Man kann das Proteindefizit beim Mann nicht mit dem bei der Frau in der Schwangerschaft vergleichen, das sind zwei völlig verschiedene Dinge. Am Eingang meines Referates habe ich bereits gesagt, daß diejenige Schwangere, die sich nach außen hin im Stickstoffgleichgewicht befindet, in Wirklichkeit eine negative Stickstoffbilanz hat, weil sie ja ständig Aminosäuren – und zwar hochwertige – an die Frucht abgibt. Diese sind nicht rücktransferierbar und daher ein echter Verlust.

In Analogie zu den Versuchen von Whipple habe ich schon vor 2 Jahrzehnten diesen Vorgang in der Gravidität auch als eine Art innerer Plasmapherese bezeichnet. Dagegen ist der Energiebedarf der Schwangeren in der Regel gedeckt. Man kann also das Hungerödem des Kriegsgefangenen vom Standpunkt des Eiweißhaushaltes aus nicht unbedingt gleichsetzen mit dem was bei der Gestose passiert. – Das zweite ist, daß die ödematöse Form der

Eklampsie zur Zeit der extremen Unterernährung sicher häufiger gewesen ist als heute. Wenn ich mich der Jahre 1946–1948 zurückentsinne, da hatten wir sowohl in Leipzig wie auch in Frankfurt eine extreme Anzahl von Gestosen in der Regel mit massiven Ödemen. Statistisch kann ich das allerdings jetzt nicht belegen.

**E. Vinnars** (Stockholm) zu H. C. MENG: I want to ask Dr. MENG how is your definition of fat-embolism. What do you mean with that?

**H. C. Meng** (Nashville): Fat embolism can be defined as vascular impaction of fat in the lung, brain, kidney and other organs. This is often observed following trauma especially long bone fracture.

**E. Vinnars** (Stockholm) zu H. C. MENG: But don't you think this is secondary to the thrombocyte-aggregations. There is the question about the catecholamine-effect in this situation. You have thrombosis in the lungs, which is primary to the trauma and the fat-infiltration which secondary.

**H. C. Meng** (Nashville): I cannot discuss the etiology of fat embolization here. Pathologic anatomy or microscopic examination shows that vascular impaction of fat can be observed in the presence or absence of hemorrhage. Fibrin and leucocytes may or may not be present in fat emboli.

**E. Vinnars** (Stockholm) zu H. C. MENG: May I ask you one more question about that; but you don't mean, that there are fat free lipoids morpholized, which has been thought for many years. When we spoke about fat-embolism we believed the fat was coming from the bones, but this is not what happens. What do you mean?

**H. C. Meng** (Nashville): No, embolic fat comes not necessarily only from bone marrows. Increased free fatty acid mobilization from the adipose tissue may also contribute. In addition, derangement of the emulsification of lipids in the vascular system may contribute to the formation fat globules.

**E. Vinnars** (Stockholm) zu H. C. MENG: This is the definition I want. May I ask another question about this. Can you explain, I have had calls in Stockholm many times about that and can't give me an answer on it. – Well, I really think, that this fat-mobilization posttraumatically is something which sometimes can be bad for the patient and it is also said, that if you give fat intravenously, you don't get this effect. This is very difficult to understand. The own fat you mobilize is dangerous sometimes, the fat you are giving intravenously is harmless.

**H. C. Meng** (Nashville): Well, I cannot answer this question directly. The first part of your question is whether increased FFA mobilization is bad or good. As I pointed out, from the physiological point of view, mobilization of FFA from the adipose tissue is necessary to supply the energy need. However, it could be excessive. In addition, increased secretion of catecholamines and ACTH may produce some adverse effects. It has been said that some surgeons have been able to reduce pulmonary complications by giving some adrenergic blocking to patients undergoing open heart surgery. My point is: can we or should we try to control or regulate FFA mobilization by administering adrenolytic agents or other lipidlowering drugs? Well, I cannot answer this question. I think further studies are necessary. However, it may be postulated that if all the factors, hormonal or others, can be regulated to control the optimal plasma FFA level, perhaps some beneficial effects may be obtained.

**K. Huth** (Gießen) zu H. C. MENG: I am very impressed by the results Dr. MENG showed us here. Since we have performed nearly the same experiments we have the same problems as Dr. MENG. The question is, what is the clinical significance of high blood lipids after trauma.

In internal medicine, myocardial infarction is a trauma immediately followed by an increase in free fatty acids and free glycerol persisting for one or two days. Still more pronounced is an increase in triglycerides starting several days after the infarction and lasting for several months. Unfortunately, there is no correlation between the intensity of coronary heart disease and the degree of hyperlipidemia.

In rabbits after intravenous injection of 50 $\mu$g/kg of E. coli endotoxin an increase in free fatty acids and free glycerol and after an interval of several hours of triglycerides, too, is observed. Together with these changes of lipid metabolism a decrease in fibrinogen can be noticed, which is followed by an increase after 24 h. If you repeat the endotoxin shot at this time, a generalized Shwartzman reaction is the result. The fibrinogen level is much lower than after the first endotoxin injection, and the picture of disseminated intravascular coagulation can be demonstrated. Since an even more pronounced increase in triglycerides after the two endotoxin injections spaced 24 h apart is obtained than after only one, fat droplets can be seen microscopically in the vessels together with fibrin depositions especially in the renal cortex. For the pathogenesis of lipid changes after endotoxin, catecholamines are of main importance. We have given reserpine (0,5–1 mg/kg over 24 h) and were able to prevent completely the increase in free fatty acids and triglycerides. The level of free fatty acids was even lower than in NaCl control animals. Together with the lipid alterations the defibrination syndrome and renal cortical necrosis could also be prevented.

Concerning the physiologic meaning of lipid mobilization after trauma, it is important that in the reserpine experiments more animals died than in the untreated generalized Shwartzman reaction. Presumably free fatty acids and free glycerol are necessary for meeting energy requirements. Animals die if there is no production of catecholamines at all after stress. Nervertheless an excess of free fatty acids seems to be harmful, at least as far as intravascular clotting is concerned.

Lit. HUTH, K., KARLICZEK, G.: Die Endotoxin-induzierte Hyperlipämie des Kaninchens (Verh. 24. Tgg. Dtsch. Ges. Verd. Stoffw. Krh. 1967. Stuttgart: Georg Thieme 1968, 372).

# Zur Frage der Infektionsresistenz nach schwerem Verbrennungstrauma

Von **M. Allgöwer, G. A. Schoenenberger** und **L. Cueni**

Aus der Chirurgischen Universitätsklinik Basel
(Vorsteher: Prof. Dr. M. Allgöwer)

Das Verbrennungstrauma darf wohl als Schulbeispiel einer schweren Aggression gegen die Homeostase angesehen werden. Als unmittelbare Folge muß der Verbrennungsschock und als Spätwirkung die Verbrennungskrankheit bezeichnet werden. Obwohl wir gelernt haben, die Schockphase der ersten Tage erfolgreich zu überwinden, verlieren wir immer noch die meisten Schwerverbrannten unter dem Bilde der spetischen Infektion im Verlauf der dritten bis vierten Woche nach dem Verbrennungstrauma.

Zwei Fragen drängen sich auf:

1. Ist die anfängliche Schocktherapie irgendwie relevant für den späteren Verlauf, resp. für die Entwicklung der Verbrennungskrankheit?

2. Beruht die Verbrennungskrankheit wirklich im wesentlichen auf dem Infekt und kann systematische Infektbekämpfung den Verlauf ändern?

Auf die erste Frage hat der 3. Internationale Kongreß für Verbrennungsforschung in Prag eine recht lehrreiche Antwort erteilt. Dem Thema der Soforttherapie nach Verbrennungen war dort ein breiter Raum gegeben. Als wichtigstes Ergebnis darf bezeichnet werden, daß offenbar eine relativ große Varietät der initialen Flüssigkeitstherapie erfolgreich durchgeführt wird. Die Gabe von Kristalloiden scheint sich vor allem auf die benötigte Menge der Ersatzflüssigkeit auszuwirken. An allen Zentren hat die sofortige Substitutionstherapie die Zahl der Niereninsuffizienzen drastisch reduziert. Nach wie vor scheint aber die Kombination von Elektrolyten mit Kolloiden – insbesondere Dextran – eine sehr ökonomische und zweckmäßige Behandlung darzustellen. Was die reine Salz- und Wassertherapie anbetrifft, so darf ganz allgemein von einer gewissen Ernüchterung gesprochen werden, nicht nur bei Verbrennungen, sondern im Gebiet der posttraumatischen Schockprophylaxe schlechthin. Immerhin haben die Arbeiten der letzten Jahre die schon lange von Fox geäußerte Meinung bestätigt, daß das Hauptgewicht auf eine genügende Natriumzufuhr zu legen ist und daß diese in

einem physiologischen Ionenverhältnis angeboten werden sollte. Ersatzflüssigkeit mit zuviel Chloriden und Lösungen, die elektrolytmäßig hypoton
sind, sollten verlassen werden.

Von wesentlicher prognostischer Bedeutung für die spätere „Resistenz"
ist die Berücksichtigung des eigentlichen Wasserverlustes frisch verbrannter
Patienten, welcher sehr stark von dem Mikroklima der Wunde (Verbände
oder offene Behandlung) und von dem Makroklima des Krankenraumes
abhängt. Dieser Wasserverlust kann nur durch die sorgfältige Verfolgung
des Körpergewichtes festgestellt werden.

Die Leitung der Immediattherapie wird sich nicht auf „Infusionsfor-
meln" verlassen, sondern möglichst viele Parameter des Patienten genau
verfolgen. Dabei stehen im Vordergrund:

1. Der zentralvenöse Druck, der vor allem benutzt wird, um Überladung
zu vermeiden. (Ein Versuch, den ZVD zu normalisieren mag leicht zu einer
Überwässerung des Patienten führen.)

2. Verfolgung der stündlichen Nierenleistung. Dabei wird die Natrium-
und Kaliumausscheidung bestimmt und insbesondere die Osmolarität
beachtet, da aus ihr der Hinweis zu erhalten ist, ob eine allfällige Oligurie
renal oder suprarenal bedingt ist.

3. Möglichst häufige Kontrollen des Körpergewichtes, um operative
Wasserverluste festzustellen und die Ödembildung, resp. Resorption zu verfolgen.

4. Blutgasbestimmungen.

5. Kontrolle der Blutelektrolyte und des Säurebasenhaushaltes.

Wertvoll scheint die frühe intravenöse Kalorienzufuhr, hauptsächlich
in der Form von Kohlenhydraten in Verbindung mit Aminosäuren nach
dem Vorgehen von DUDRICK und von COATS.

Zusammenfassend darf festgehalten werden, daß die Schockphase gekennzeichnet ist durch die Notwendigkeit des sofortigen Ersatzes, wobei
offenbar die Art des Ersatzes etwas weniger wichtig ist, vorausgesetzt,
daß genügend Natrium angeboten wird unter Berücksichtigung möglichst
vieler Parameter der Homeostase. Es ist aber kein Initialregime bekannt,
das die schwere Phase der Verbrennungskrankheit – insbesondere nach aus-
gedehnten Flammenverbrennungen – verhüten läßt.

Damit möchten wir uns kurz dem Gebiet der Verbrennungskrankheit
zuwenden. Die Überlebenschance kann bildlich gesprochen einem Kapital
gleichgesetzt werden, von dem zwei Bezieher oder Teilhaber zehren; der
eine Bezieher ist das Alter des Patienten, der andere die „Größe" des Ver-
brennungstraumas.

Wohl kein anderes Trauma spiegelt die Bedeutung des Alters für die
Traumaresistenz so sehr wider wie die Verbrennung. Bei der „Verbren-
nungsgröße" ist nicht allein die Ausdehnung von Bedeutung, sondern ins-

besondere die physikalisch-chemischen Bedingungen der Verbrennung, indem die hochtemperaturige Flammenverbrennung eine wesentlich schlechtere Prognose aufweist als diejenige mit Temperaturen des kochenden Wassers. Dies ist umso bemerkenswerter, als Verbrühungen zu viel spektakuläreren Ödembildungen und damit zu einem größeren Volumenverlust in dem geschädigten Gewebe führen.

Wir Kliniker stehen unter dem Eindruck, daß der Schwerverbrannte meist den septischen Komplikationen der Spätphase erliegt; es fällt uns aber auch auf, daß dabei Keime am Werke sind, die sonst nur wenig pathogen sind. Damit erhebt sich die Frage, ob die Infektion nicht einen wesentlichen anderen pathogenen Faktor überdeckt, dessen Existenz Vorbedingung für das Angehen der ungewöhnlichen Infektionen darstellt.

Unsere Arbeitsgruppe hat es deshalb unternommen, an normalen und sterilen Mäusen ausgedehnte Versuche über die Wirkung verschiedener Verbrennungsnekrosen durchzuführen. Die entsprechenden Daten können nur kurz resumiert werden.

Im wesentlichen haben wir versucht, ein Hauthomogenisat herzustellen von normaler und von verbrannter Haut. Wir haben dabei eine Verbrennungstemperatur von 250° C gewählt, weil wir feststellen konnten, daß Homogenisate solcher Haut den größten letalen Effekt haben. Es brauchte eine biochemische Arbeit von mehreren Jahren zur Reinigung der Homogenisate.

Eine erste Ausfällung des toxischen Faktors aus verbrannter Haut wird mit 20–30% Sättigung von Amoniumsulfat erhalten. Dann erfolgt eine Azetonpräzipitation, Ultrazentrifugation usw., so daß das gereinigte Material nur noch einen kleinen Bruchteil des Homogenisates der Ausgangshaut darstellt. Als Voraussetzung einer Wirkungsanalyse muß gefordert werden, daß native Haut atoxisch ist, sonst könnten wir dem Versuchsmodell keine Bedeutung beimessen. Tatsächlich läßt sich zeigen, daß das Präparat der bei 250° C verbrannten Haut den Exitus aller Versuchstiere innerhalb 48 Std herbeiführt. Interessant ist, daß unmittelbar nach intraperitonealer oder intravenöser Injektion des toxischen Präparates keine manifesten Wirkungen zu beobachten sind. Diese stellen sich erst nach Stunden ein. Diese, vorerst an normalen Mäusen durchgeführten Versuche wurden mit sterilen Tieren wiederholt und zeigten die genau gleiche Wirkung. Verschiedene biochemische Verfahren, so insbesondere die Polyacrylamidelektrophorese und die Ultrazentrifugierung, ließen erkennen, daß die toxische Fraktion aus verbrannter Haut und die atoxische aus unverbrannter Haut weitgehend identisch sind in bezug auf die Untereinheiten und ihre chemische Zusammensetzung, daß es sich aber bei dem toxischen Produkt im wesentlichen um ein Polymer eines normalerweise in der Haut vorkommenden atoxischen monomeren Lipoproteins handelt. Tatsächlich ließen sich die beiden Fraktionen in der Ultrazentrifuge trennen unter Erhaltung der Aktivität des toxischen Produktes. Protein und Fettanteil lassen sich unter beträchtlichem Wirkungsverlust trennen und unter Rückgewinnung der Wirkung wieder kombinieren. Die Ergebnisse der bisherigen Arbeiten deuten darauf hin, daß es sich um ein Lipoprotein der Zellmembran handelt, läßt doch tagelanges Walken der sterilen Haut nach Applikation des Wärmetraumas immer noch das gleiche Toxin entstehen. Eine Fülle interessantester biochemischer Probleme harren der weiteren Bearbeitung – insbesondere aber die Ausdehnung der Versuche vom reinen Mäusemodell auf andere Tierarten.

Das Versuchsmodell der sterilen Maus scheint aber doch einige Spekulationen zum Thema der Verbrennungskrankheit zu legitimieren. Das aus verbrannter Haut gewonnene polymere Lipoprotein tötet in gleicher Weise die normale wie die sterile Maus. Dabei zeigen die gestorbenen sterilen Tiere auch nach Tagen keinerlei bakterielle Besiedelung. Es scheint also durch das großmolekulare, durch den thermischen Einfluß gebildete Lipoprotein die Homeostase zentral gestört und zwar derart, daß ein Überleben auch ohne die Wirkung zusätzlicher Bakterientoxine nicht möglich ist. Die Infektion wäre also – zumindest im Beispiel der Maus – lediglich ein Epiphänomen ohne zentrale prognostische Bedeutung. Natürlich könnte man annehmen, daß bei Grenzfällen die Zusammenwirkung von Toxin und Infektion die Balance des Überlebens beeinflussen kann. Diese Betrachtungsweise würde sich auch mit der Beobachtung decken, daß an verschiedenen Verbrennungszentren ganz verschiedene Bakterien die tödliche Sepsis zu bewirken scheinen. Wenn gewisse lokale Applikationen (z. B. das Silberchlorid 0,5%) die Mortalität in den letzten Jahren etwas zu senken vermochten, so vielleicht nicht vor allem wegen ihres antibakteriellen Effektes, sondern durch die schon früher vermutete „Neutralisierung" toxischer Fraktionen verbrannter Haut.

Es schien uns von Interesse für dieses Gremium, am Beispiel der Verbrennung auszuführen, daß die Resistenzschwäche des posttraumatischen Patienten u. U. weniger durch die bakterielle Invasion als durch den Verlust seiner „biochemischen Integrität" bestimmt ist.

# Stoffwechselveränderungen
# durch Traumen und Schock

Von **K. Schultis** und **O. Hahn**

Aus der Chirurgischen Universitätsklinik Gießen
(Direktor: Prof. Dr. K. Vossschulte)

Trauma oder Schock sind Aggressionen im Sinne Leriches, deren Folgen sich im Postaggressionssyndrom manifestieren. Daß auch eine Operation hier einzuordnen ist, steht außer Frage. Der Terminologie Selyes folgend entspricht der Aggression der Streß, der vom Organismus mit dem allgemeinen Adaptationssyndrom beantwortet wird [12]. Im Rahmen der Anpassungsreaktionen kommt es zu quantitativen Veränderungen in den humoralen Regulationssystemen mit entsprechender Beeinflussung der von diesen abhängigen Intermediärstoffwechselabläufen. Zum Teil gewinnen Rückkoppelungseffekte aus den einzelnen Stoffwechselbereichen gesteigerte Bedeutung.

Die Abbildung 1 gibt eine Übersicht über diejenigen Hormone, für die nach Einwirkung eines Streß, z. T. sofort, z. T. mit unterschiedlichen Latenzzeiten, gesteigerte Aktivitäten nachgewiesen werden konnten. Der oder die Mediatoren, die die vermehrte Abgabe der Wirkstoffe aus dem Hypothalamus nach Perception einer Aggression indizieren, sind nicht bekannt. Diese Hormone sind jedoch entscheidende Faktoren für das Ingangkommen der Reaktionen auf einen Streß. Sie regulieren direkt die Inkretion von Hypophysenhormonen und damit indirekt die Steigerung der Aktivität der Nebennierenrinde. In diesem Zusammenhang ist auf zwei Befunde hinzuweisen:

1. Der bekannte feed-back-Mechanismus der Dämpfung der ACTH-Abgabe durch erhöhte Blutspiegel für Glucocorticoide ist unter der Adaptationssituation aufgehoben [6].

2. Die vermehrte Bildung und Abgabe des wesentlichsten Mineralocorticosteroids – des Aldosterons –, stimuliert durch gesteigerte Aktivität im Renin-Angiotensin-System, kann nur in Anwesenheit von ausreichenden Mengen ACTH erfolgen [6].

Die in Abhängigkeit von der Intensität eines Streß sehr unterschiedliche Mehrinkretion der Katecholamine wird über den Sympathicus gesteuert.

*Nach Streß vermehrt nachweisbare Hormone*

Hypothalamus
  Thyreotropic releasing factor (TRF)
  Somatotropic releasing factor (SRF)
  Adrenocorticotropic releasing factor (ARF)
  Antidiuretisches Hormon (ADH)

Hypophyse
  Thyreotropin (TSH)
  Wachstumshormon (HGH)
  Adrenocorticotropes Hormon (ACTH)

Nebennierenrinde
  Glucocorticosteroide
  Mineralocorticosteroide (insbes. Aldosteron)

Nebennierenmark
  Katecholamine

Pankreas
  Insulin
  Glucagon

Abb. 1. Hormone, die nach Streß vermehrt auftreten

Hier wird der Zusammenhang zwischen streßinduzierter Sympathicotonie und Hormonregulation deutlich. Die Gesamtsituation, deren erste Aufgabe es ist, das Überleben zu garantieren und die erst in zweiter Linie das Ingangkommen der Reparationsvorgänge zu gewährleisten hat, stellt eine adrenergische, eine ergotrope Reaktion dar. Dem entspricht auch im Schock eine Erhöhung der Glucagonkonzentrationen im Serum [5a]. Im Gegensatz hierzu steht eine vermehrte Bereitschaft zur Insulininkretion auf adäquate Reize [5]. Nach eigenen Untersuchungen besteht gegenüber endogenem Insulin eine Insensibilität [9], die WESEMANN u. Mitarb. [14] auch für exogenes Insulin bei neurochirurgischen Patienten beobachten konnten. Über die Steuerung für die beiden letzten Hormone wissen wir noch sehr wenig.

Nach diesen Hinweisen auf das Verhalten der Hormone nach jedem Streß und damit auch nach jedem Trauma oder Schock ist es erforderlich, sich die daraus ergebenden Konsequenzen in den einzelnen Stoffwechselcompartiments zu vergegenwärtigen.

Es sind das:

Wasserhaushalt,
Säurebasen- und Elektrolythaushalt,
Proteinstoffwechsel,
Fettstoffwechsel,
Kohlehydratstoffwechsel.

Das Aldosteron und das ADH (Antidiuretin) haben unter den hier zu erörternden Verhältnissen die Aufrechterhaltung der Kreislauffunktionen zu sichern. Wasserretention und $Na^+$-Retention sind hierfür die zum Einsatz kommenden Mechanismen. $K^+$-Verlust ist die Begleiterscheinung. Wir werden später noch zu überlegen haben, welche Veränderungen im Stoffwechsel welche Gefahren in sich bergen. Herr Bünte wird in seinem Referat auf die Details der Störungen im Elektrolythaushalt und im Stickstoffmetabolismus eingehen. Wir können uns daher auf den Hinweis, der für die folgenden Betrachtungen noch von Bedeutung sein wird, beschränken, daß

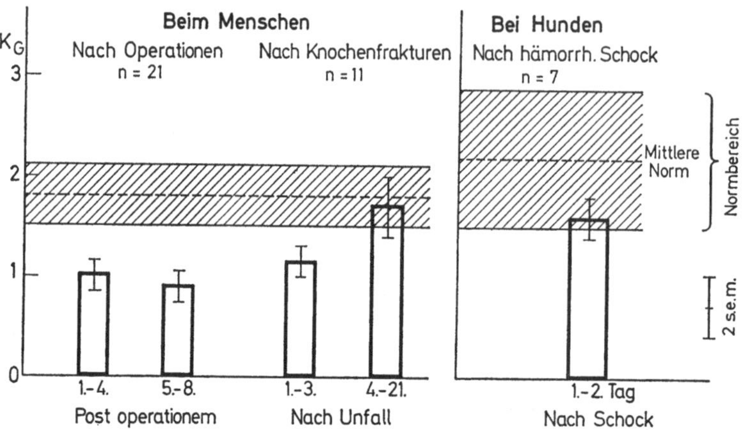


Abb. 2. Glucoseassimilationskoeffizient ($K_G$-Werte nach Conard) bei Patienten nach Operationen, Knochenfrakturen sowie im hämorrhagischen Schock bei Hunden

die Glucocorticosteroide im besonderen die Proteinkatabolie fördern und inzwischen als Induktoren für die sogenannten Schlüsselenzyme der Gluconeogenese aus Aminosäuren erkannt worden sind. Dieser Gluconeogenese kommt im Stoffwechselgeschehen nach jedem Streß eine außerordentliche Bedeutung zu. Wenigstens 15% des Gesamtkalorienumsatzes müssen aus Kohlenhydraten gedeckt werden. Für die Mehrzahl der Patienten nach Traumen oder im Schock ist eine Nahrungsrestriktion erforderlich oder ergibt sich aus der Inappetenz. Die ausreichende Deckung des Kohlenhydratbedarfes kann also sehr schnell in Frage gestellt sein. Das gilt um so mehr, als die Glycogenreserven den akuten Energiebedarf maximal 24 Std abdecken. Von Bedeutung ist in diesem Zusammenhang die von uns an Frischoperierten, an Patienten mit Frakturen, zu deren Behandlung weder Narkosen noch Nahrungskarenzen erforderlich waren, und an Hunden nach hämorrhagischem Schock nachgewiesene Verminderung der Glucose-Assimilisationsrate [9]. (Abb. 2) Hieraus ergibt sich die Notwendig-

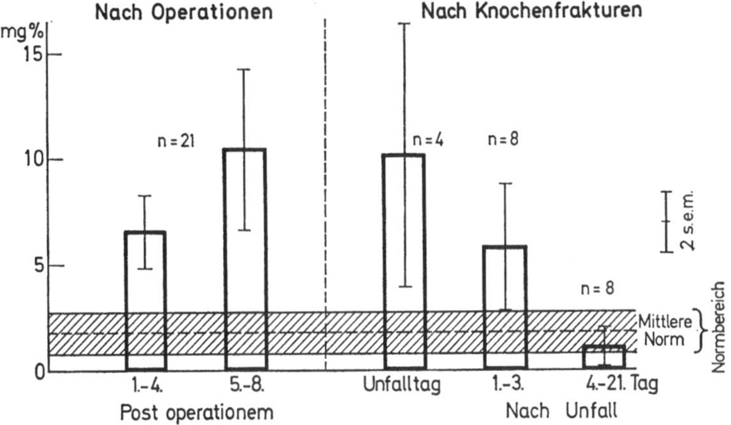



Abb. 3. Nüchternwerte der Ketonkörper (Acetacetat + $\beta$-Hydroxybutyrat) im Blut in mg% bei Patienten nach Operationen und Knochenfrakturen

keit zur Erhöhung der Blutglucosekonzentrationen. Nur diese Erhöhung gewährleistet einen ausreichenden Gradienten, um der Zelle die erforderlichen 15% Kohlenhydratkalorien zur Verfügung zu stellen.

Nicht unbeachtet bleiben darf dabei die von uns nachgewiesene Insulin-Insensibilität. Die Verhältnisse im Glucose-Umsatz sind eine Bestätigung der von RODEWALD (1965) [7], BÜNTE (1968) [3] und WITTE (1968) [15] mitgeteilten Ergebnisse über das Verhalten der respiratorischen Quotienten nach Operationen. Deren Abfall gibt mit Regelmäßigkeit einen Hinweis auf die Abnahme des KH-Umsatzes und eine Zunahme des Fettabbaues. Im Rahmen unserer Stoffwechseluntersuchungen fanden wir sowohl nach Operationen während der ersten 8 Tage wie auch nach Frakturen (Abb. 3)

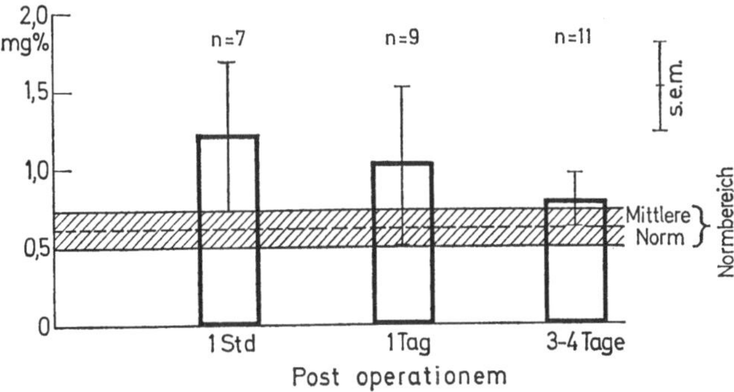



Abb. 4. Nüchternwerte des freien Glycerins im Serum in mg% 1 Std, 1 Tag und 3–4 Tage post operationem

Hyperketonämien. Sie sind gegenüber präoperativ gewonnenen Werten hochsignifikant sicherbar. Da bei diesen Patienten keine Zunahmen der Konzentrationen für freies Glycerin oder unveresterte Fettsäuren nachweisbar waren, muß angenommen werden, daß die Umsatzrate für Fettsäuren – der nach heutiger Lehrmeinung allein wesentlichen Quelle für die Ketogenese – erheblich gesteigert ist. Das gilt umsomehr, als wir gemeinsam mit BRAND [1] in einer Studie zum Verhalten der Glucagonempfindlichkeit fanden, daß das freie Glycerin (Abb. 4) bei isolierter Betrachtung der Werte unmittelbar nach Beendigung der Operation und am 1. postoperativen Tag

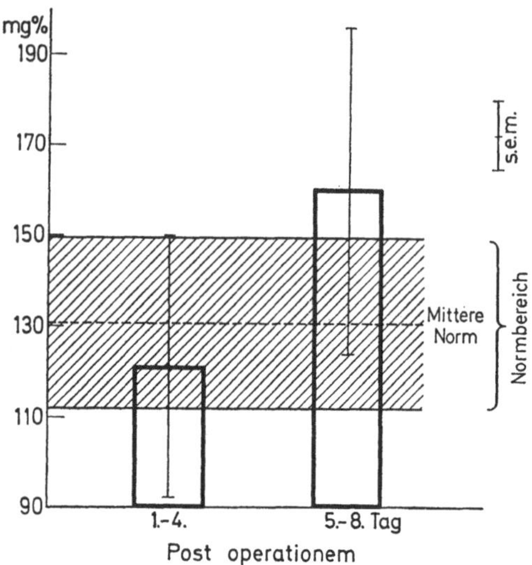


Abb. 5. Nüchternwerte der Triglyceride im Serum in mg % 1–4. und 5.–8. Tag post operationem

gegenüber präoperativ und dem 3. Tag nach den Eingriffen signifikant erhöhte Konzentrationen im Serum aufweist.

Einen weiteren Hinweis auf eine Verlagerung des Schwerpunktes im Intermediärstoffwechsel auf das Compartiment Fett sehen wir in einem Befund an den Triglyceriden (Abb. 5).

Vergleicht man die Serumwerte der präoperativen Phase mit denjenigen der ersten 4 postoperativen Tage, so sind keine verwertbaren Veränderungen erkennbar. Im weiteren Verlauf, den wir bis zum 8. postoperativen Tag verfolgten und währenddessen die Patienten regelmäßig bereits wieder mit einer aufbauenden Diät versorgt waren, die mit Sicherheit keinen Überschuß an exogenem Fett beinhaltete, ist im Vergleich zur präoperativen Periode eine Zunahme der Konzentrationen für Triglyceride nachweisbar.

Diese können nur aus einer Lipogenese aus unveresterten Fettsäuren stammen. Dieser Befund korreliert mit den alten klinischen und pathologisch-anatomischen Beobachtungen der Ausbildung von Fettlebern bei Patienten mit schlecht eingestelltem Diabetes oder unter dem Zustand der Hungerdystrophie.

Bevor wir auf den in den letzten 2 Jahren entdeckten und in seiner Bedeutung schon sehr gut erforschten Mediator zwischen regulierenden Hormonen und energiemobilisierenden Prozessen – auf das cyclische 3′,5′-AMP – eingehen [13], möchten wir noch auf eine Besonderheit im

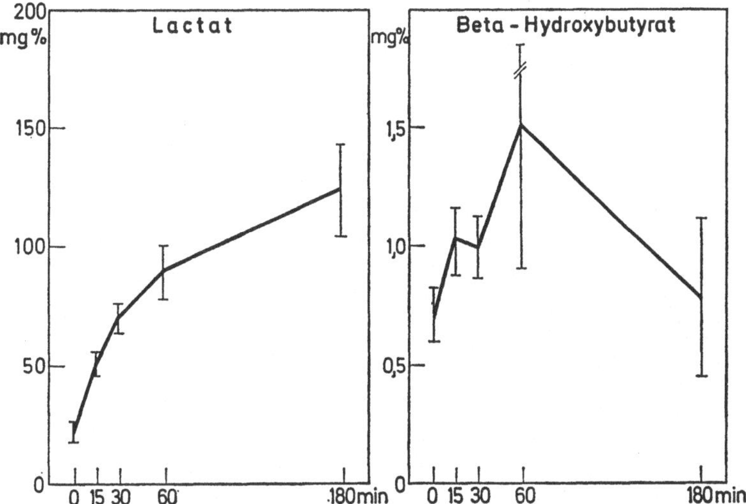


Abb. 6. Laktat und $\beta$-Hydroxybutyrat im Blut in mg% im hämorrhagischen Schock bei Hunden

Schockstoffwechsel hinweisen, der als die übersteigerte Form des in der postoperativen Phase beobachtbaren Postaggressionsstoffwechsels zu werten ist (Abb. 6).

Lactat als Auffangbecken bei gestörter aerober Endstufe des Glucoseabbaues und $\beta$-Hydroxybutyrat als einer der drei Keto-Metaboliten aus dem Auffangbecken bei gestörter Endstufe des Fettsäureabbaues zeigen im Verlauf nach einem hämorrhagischen Schock bei Hunden initial gleichsinniges Verhalten im Lebervenenblut. Der steile Anstieg für beide weist eine noch intakte, zumindest anaerobe Glykolyse und eine funktionierende Ketogenese – eine auf die Leber beschränkte Stoffwechselfunktion – nach.

Zum Zeitpunkt, an dem die Lactatkurve abflacht – in unseren Versuchen 45 min nach Entblutungsende – besteht bereits eine Hyperglykämie von annähernd 200 mg%, die sich bei Versuchsende noch auf über 300 mg% steigert. 45 min nach Ende des Blutentzuges kommt es zum Zusammenbruch der Ketogenese. Auch hierbei handelt es sich nicht um einen Substratmangel. Das freie Glycerin hat zu diesem Zeitpunkt eine Konzentration von über 3 mg% erreicht und steigt weiter auf excessive Werte von über 8 mg%. Eine verbesserte Verwertung der Ketokörper in der Peripherie scheidet ebenfalls aus, da sowohl im arteriellen wie im periphervenösen Blut der hier im lebervenösen Blut demonstrierte Abfall nicht beobachtet werden konnte. Vergegenwärtigen wir uns, daß ein Mangel an Oxalacetat im Stoffwechsel angenommen werden kann [3], ist es verständlich, daß es zum Lactatanstau kommt, für den ein feed-back-Mechanismus für die Glykolyse besteht. Der gleichzeitige Zusammenbruch der Endoxidation der Fettsäuren muß aber dann für die Energieversorgung deletär werden.

Hiermit besteht eine Übereinstimmung für das von SCHEIBE nachgewiesene Defizit für ATP in der postoperativen Phase [8]. Der Mangel an diesem zentralen Energiedonator ist eine nicht überschätzbare Schwierigkeit für den regelrechten Ablauf aller Stoffwechselvorgänge. In einer Betrachtung über „Molekulare Bioenergetik" errechnete BRODA [2] für einen Erwachsenen mit durchschnittlicher Körperoberfläche einen stationären Bestand von 35 g ATP, der bei der Verwertung von 800 g Glucose 2400mal dephosphoryliert und phosphoryliert werden müßte. Das entspräche der Bildung von 85 kg ATP. Diese – wenn auch rein theoretischen Zahlen – erschienen uns so eindrucksvoll, daß wir glaubten, sie Ihnen nicht vorenthalten zu dürfen. Nun kommt es aber nicht nur aufgrund der Störungen im energieliefernden Anteil des Intermediärstoffwechsels zu einem ATP-Defizit, sondern auch durch die Umwandlung von ATP in cyclisches 3′,5′-AMP. – Gesteigerter Phosphatverlust in Postaggressionsphasen mag ursächlich damit in Zusammenhang stehen [4]. – Dieses 3′,5′-AMP, dessen Bildung von der Mehrzahl der eingangs als vermehrt beschriebenen Hormone aktiviert wird, ist der Mediator für die Aktivierung der die Glykogenolyse und Lipolyse steigernden Enzyme.

Aus unseren Darlegungen sollte zweierlei deutlich werden. Einmal: die Unvollständigkeit des heutigen Wissens zu allen Phänomenen des Stoffwechsels nach einem Streß. Zum zweiten: allein aufgrund der klinischen Erfahrungen wissen wir, daß der Mehrzahl unserer Patienten diese sog. „Störungen", die ja, wie bereits gesagt, nichts anderes sind als Funktionen zur Sicherung der Ergotropie für die Überwindung einer Aggression, zu Nutze kommen muß. Aber ebenso ist uns aus der Klinik bekannt, daß wir Patienten verlieren, bei denen der Pathologe uns kein Substrat, das ihren Tod erklären könnte, nachweisen kann. Es ist die Frage an weitere Forschung: In welchen Fällen wird das Postaggressions-Syndrom zur Postaggressionskrankheit und welche Bedeutung kommt dann dieser Zweitkrankheit für die Prognose unserer Patienten zu? Die moderne Infusionstherapie liefert uns zwar schon zahlreiche Ansätze für bereits empirisch auch bewährte Maßnahmen [10, 11]. Die Untermauerung dieser Verfahren aus Theorie und Empirie kann nicht als endgültig gelten. Der Nachweis der Erfordernisse und der Wirksamkeit muß unser Ziel sein.

# Literatur


1. BRAND, E.: Die Bedeutung des Operationsstreß für die Glucagonwirkung auf Wachstumshormon, sowie Kohlenhydrat- und Fettstoffwechsel. Inaugural-Dissertation, Gießen, in Vorbereitung.
2. BRODA, E.: Molekulare Bioenergetik. Naturwissenschaftliche Rundschau **17**, 293–299 (1964).
3. BÜNTE, H.: Der Energiehaushalt des chirurgischen Patienten. Bruns' Beitr. Klin. Chir. **216**, 577–586 (1968).
4. DEITRICK, J. E.: The Effect of immobilisation on metabolic and physiologic function of normal men. Bull. N. Y. Acad. Med. **24**, 364–369 (1948).
5. GESER, C. A., SCHULTIS, K.: Der Einfluß von chirurgischen Eingriffen auf die intravenöse Glucosetoleranz und die Insulinsekretion des Menschen. Verh. dtsch. Ges. inn. Med. **76**, 425-427 (1970).
5a. HALMÁGYI, D. F. J., NEERING, J. R., LAZARUS, L., YOUNG, J. D., PULLIN, J.: Plasma glucagon in experimental posthemorrhagic shock. J. Trauma **9**, 320–326 (1969).
6. KRÜCK, F.: Stressbedingte humorale Reaktionen. In: BÜCHERL, E. S., KRÜCK, F., LEPPLA, W., SCHELER, F.: Postoperative Störungen des Elektrolyt- und Wasserhaushaltes, S. 3–28. Stuttgart-New York: F. K. Schattauer 1968.
7. RODEWALD, G.: Vergleichende Untersuchungen über Ventilation und Gasaustausch nach Operationen. Langenbecks Arch. klin. Chir. **301**, 532–538 (1962).
8. SCHEIBE, O.: Das Adenylsäuresystem im Blut und seine Bedeutung für den postoperativen und posttraumatischen Schock. Arzneimittelforschung 15. Beiheft Editio Cantor, Aulendorf, 1967.
9. SCHULTIS, K.: Veränderungen im Kohlenhydrat- und Fettstoffwechsel nach Operationen und Traumata. Habilitationsschrift, Gießen 1970.
10. — GESER, C. A.: Klinische Untersuchungen über die Anwendung von Kohlenhydraten bei Streßzuständen. In: LANG, K., FREY, R., HALMÁGYI, M.: Kohlenhydrate in der dringenden Infusionstherapie. Anaesthesiologie und Wiederbelebung **31**, 30–37 (1968).
11. — DIEDRICHSON, W., HAHN, O.: Xylit in der Stoffwechselführung bei Streßzuständen. Med. u. Ernähr. **11**, 59–63 (1970).
12. SELYE, H.: Das allgemeine Adaptions-Syndrom als Grundlage für eine einheitliche Theorie der Medizin. Dtsch. med. Wschr. **76**, 965–967 und 1001–1003 (1951).
13. SUTHERLAND, E. W., ROBISON, G. A.: The Role of Cyclic AMP in the Control of Carbohydrate Metabolism. Diabetes **18**, 497–503 (1969).
14. WESEMANN, W.: pers. Mitteilung.
15. WITTE, C., KÖTTER, D., SCHWARZKOPF, W., KASPAR, F.: Energiestoffwechsel, Wasser- und Elektrolythaushalt beim normalen postoperativen Verlauf. In: BÜCHERL, E. S.: Der postoperative Verlauf, S. 17–28. Stuttgart: Georg Thieme 1969.

# Fettstoffwechselveränderungen bei der experimentellen Fettembolie

## Von **K. Huth***

Aus den Med. Kliniken u. Polikliniken der Justus Liebig-Universität Gießen
(Direktoren: Prof. Dr. H. J. DENGLER, Prof. Dr. H. G. LASCH)

Zusammen mit Herrn BLÜMEL aus Wien, Herrn SCHULTIS aus Gießen und Herrn MITTERMAYER aus Freiburg sind wir folgenden Fragen aus dem Problemkreis des Fettemboliesyndroms nachgegangen:

1. Wie kommt es bei Patienten, die kein Knochen- oder Gewebstrauma erlitten haben, zum klinischen und pathologisch-anatomischen Bild einer Fettembolie?

2. Wie ist es möglich, daß bei der Fettembolie intravasal größere Fettmengen nachweisbar sind, als aus einem frakturierten Knochen freigesetzt werden können?

Ähnlich wie MÖRL und HELLER bei der Fettembolie des Menschen, fanden wir im Tierversuch bei Kaninchen nach einer standardisierten Femurfraktur initial eine signifikante Vermehrung von freien Fettsäuren und freiem Glycerin, der ein zunehmender Anstieg der Triglyceride folgt. Der Anstieg der freien Fettsäuren hält länger an als der Anstieg des freien Glycerins. Weniger ausgeprägt als die Vermehrung der Triglyceride ist eine Konzentrationszunahme von Phosphatiden und Cholesterin im strömenden Blut. Als Ursache der Veränderungen der Blutfette bei der experimentellen Fettembolie ist nicht eine gestörte Elimination der Blutfette, sondern eine gesteigerte Synthese infolge einer Lipolysestimulation mit nachfolgend vermehrter Triglyceridbildung anzunehmen, wie Herr Prof. MENG bereits ausführte. Es gelang uns, bei der experimentellen Fettembolie des Kaninchens durch Infusionen von Nicotinsäure in einer Dosierung von 150 mg/kg und 24 Std den Anstieg der freien Fettsäuren und des freien Glycerins vollständig zu unterdrücken [1]. Auch die Hypertriglyceridämie blieb unter der Nicotinsäuretherapie aus. Da Nicotinsäure ein Lipolysehemmer ist, kann man aus diesem Experiment ableiten, daß die Vermehrung

* Mit Unterstützung der Deutschen Forschungsgemeinschaft.

der Blutfette bei der Fettembolie auf eine Lipolysestimulation zurückgeführt werden muß. Unerwünschte Begleitreaktionen der Nicotinsäuretherapie waren ein signifikant höherer Anstieg der Glucose, also eine Zunahme der posttraumatisch bereits mangelhaften Glucoseverwertung (SCHULTIS, s. Vortrag), und eine Zunahme der schon normalerweise bei der Fettembolie zu beobachtenden Thrombocytopenie. Entsprechend dem stärkeren Abfall der Thrombocyten kann es zu einer Verschmälerung der maximalen Breite des Thrombelastogramms kommen. Trotzdem sahen wir unter der Nicotinsäuretherapie einen Rückgang der Letalität der Versuchstiere von 22% auf Null.

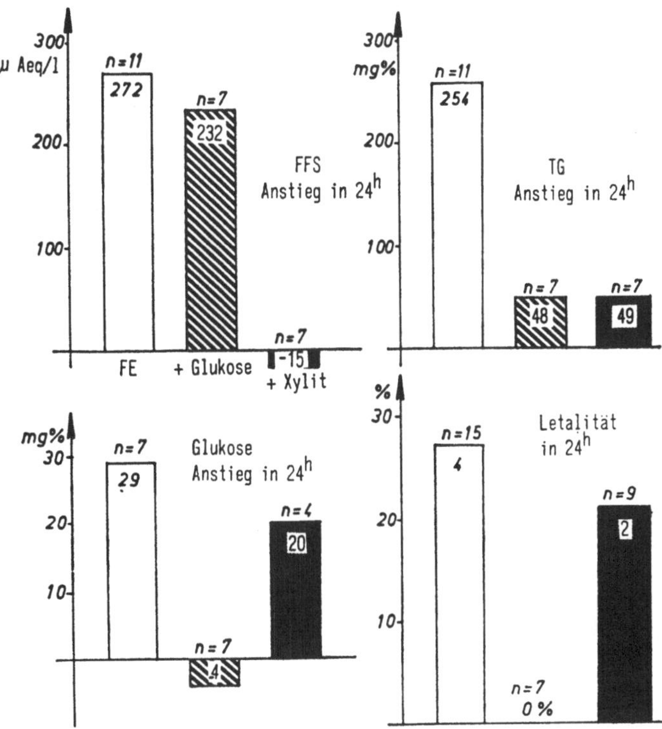


Abb. 1. Das Verhalten der Mittelwerte, angegeben sind Anstieg oder Abfall innerhalb von 24 Std. nach Setzen der Fraktur, der freien Fettsäuren (FFS), der Triglyceride (TG) und der Glucose und das Verhalten der Letalität bei der unbehandelten experimentellen Fettembolie und unter der Therapie mit Glucose- oder Xylitinfusionen

Eine Hemmung der Lipolysestimulation bei der experimentellen Fettembolie des Kaninchens ist auch durch parenterale Applikation von Glucose- oder Xylitinfusionen in einer Dosierung von 30 ml der 20%igen Lösung über 24 Std möglich. Besonders ausgeprägt ist die Unterdrückung der posttraumatischen Hypertriglyceridämie durch die genannten Zucker. Die Hyperlipacidämie wurde in unseren Versuchen stärker durch Xylit, die Letalität stärker durch Glucose unterdrückt (s. Abb. 1).

Unsere Experimente zeigen, daß die Veränderungen der Blutfette bei der Fettembolie nicht unmittelbar auf die Einschwemmung von Knochenmarksfett zurückzuführen sind, sondern auf eine Reaktion des Fettstoffwechsels. Diese ist prinzipiell auch bei Patienten möglich, die kein Knochen- oder Gewebstrauma erlitten haben, bei denen es jedoch auf andere Weise (z. B. im Schock anderer Genese) zur Katecholaminausschüttung mit konsekutiver Lipolysestimulation kommt.


## Literatur

HUTH, K., BLÜMEL, G.: Die Behandlung der Fettembolie mit Nicotinsäure. Verh. dtsch. Ges. inn. Med. **76**, 205 (1970).
MÖRL, F. K., HELLER, W.: Das Verhalten der Serumfette bei der Pathogenese der posttraumatischen Fettembolie. Bruns Beitr. klin. Chir. **217**, 132 (1969).

# Klinik der postoperativen Störungen des N-Metabolismus und des Elektrolythaushaltes

## Von **H. Bünte**

Aus der Chirurgischen Klinik mit Poliklinik der Universität Erlangen-Nürnberg
(Direktor: Prof. Dr. G. HEGEMANN)

Es gibt keine Störung des Stickstoffmetabolismus und Elektrolythaushaltes, die nicht auch den postoperativen Verlauf komplizieren könnte.

Ich muß mich aber darauf beschränken nur solche Störungen herauszugreifen, deren Ursache im Operationstrauma selbst liegt.

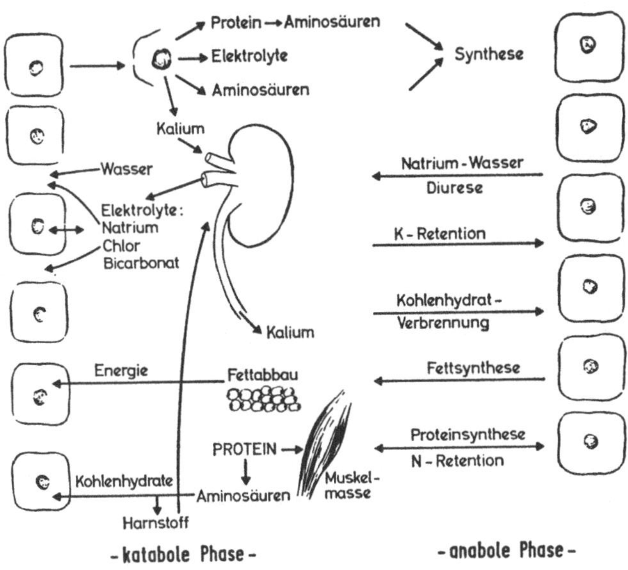


Abb. 1. Folgen des Operationstraumas

Charakteristische Störungen also, die häufig auftreten, die oft durch falsche therapeutische Maßnahmen begünstigt werden, die sich dann vermeiden lassen, wenn wir den Metabolismus beim Frischoperierten kennen.

Die Antwort des Stoffwechsels auf eine Operation ist gekennzeichnet durch drei charakteristische Merkmale (Abb. 1):

1. Die Destruktion körpereigenen Eiweißes.
2. Die Energiegewinnung aus Fett.
3. Die Retention von Wasser und Natrium.

Je nach Schwere des Operationstraumas halten diese Veränderungen, die wir als *katabole* Stoffwechselphase verstehen, im Mittel 2–4 Tage an. In der daran anschließenden anabolen Phase kehren sich die meisten Veränderungen um, bis etwa nach weiteren 6–10 Tagen die normalen Verhältnisse wieder hergestellt sind.

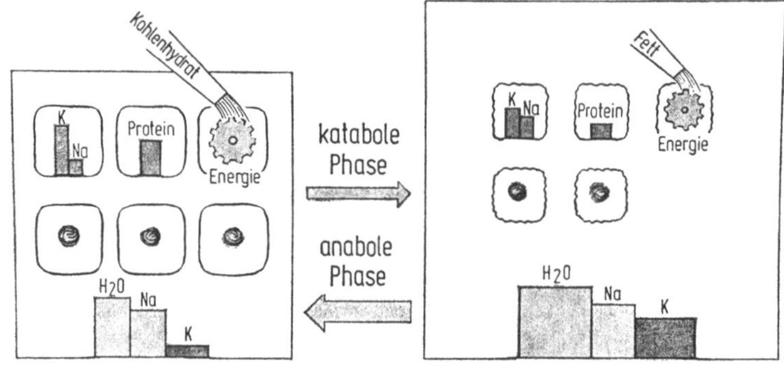


Abb. 2. Charakteristische postoperative Stoffwechselveränderungen

Protein wird synthetisiert, Kalium, Stickstoff retiniert, Wasser, Natrium, Chlor, Bicarbonat aus Zellen und extrazellulärer Flüssigkeit über die Niere ausgeschieden. Die Kohlenhydratverbrennung nimmt zu, überschüssige Kohlenhydrate füllen die Fettdepots wieder auf.

Diese hier gezeigten einfachen postoperativen Veränderungen des Stoffwechsels sind die Grundlage der häufigsten Stoffwechselstörungen.

Zu echten Entgleisungen kommt es aber gewöhnlich nur wenn Infusionsbehandlung, Ernährung und medikamentöse Therapie die „physiologischen" postoperativen Veränderungen nicht berücksichtigt.

Wir müssen deshalb die Situation während und nach der anabolen und katabolen Phase zum Ausgangspunkt unserer Standardtherapie machen (Abb. 2).

Während der katabolen Phase nimmt das Proteindepot, die Zellmasse, das austauschbare Kalium ab, die Natriumkonzentration in der Zelle zu. Der Gesamtwasser- und Natriumbestand steigt, insbesondere extrazellulär. Die Kaliumkonzentration hängt von der Nierenfunktion ab, bleibt meistens nahezu unverändert.

Als Ergebnis der katabolen Phase haben wir also eine Verschiebung der Volumenverhältnisse als besonders charakteristisches Merkmal (Abb. 3).

Das Verhältnis der Zellmasse zu EZF wird kleiner, Plasmavolumen zu Natriumbestand kleiner, IZF zu EZF kleiner, Plasmawasser zu Gesamtwasser kleiner, intrazelluläres Na zu K kleiner, extrazelluläres Na zu K gleich oder größer, osmot. P erniedrigt.

Im *Blutserum* ändern sich die Natrium- und Kaliumkonzentration geringfügig (Abb. 4).

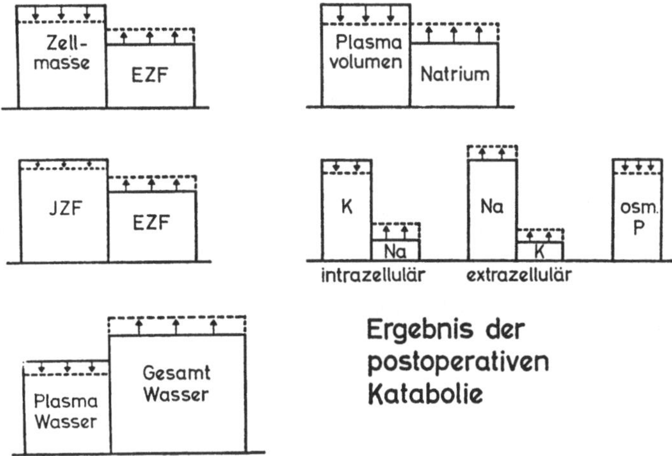


Abb. 3. Postoperative Verschiebung der Flüssigkeitsvolumina

pH und Albuminkonzentration sinken zum unteren Normbereich. Das Körpergewicht darf nicht mehr als um 1% zunehmen. In der anabolen Phase sind alle Veränderungen rückläufig mit der Tendenz einer entgegengesetzten überschießenden Nachschwankung.

## Postoperative Störungen des Wasser- und Natriumhaushaltes

Beginnen wir mit den typischen postoperativen Störungen des Wasser- und Natriumhaushaltes. Die Gefahrenpunkte sind aus den „physiologischen" postoperativen Verschiebungen ersichtlich (Abb. 5).

Aus der Zellmasse und der Fettverbrennung entsteht natriumfreies Wasser. Es resultiert eine Tendenz zur osmotischen *Hypotonie*. Meistens lösen dann falsche Infusionen oder besondere Flüssigkeitsverluste die echte Elektrolytstörung aus.

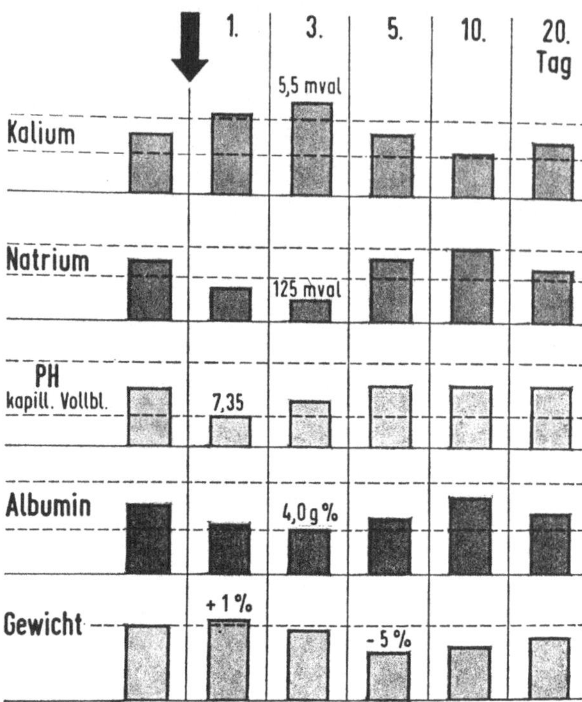



Abb. 4. Normale postoperative Wasser- und Elektrolytveränderungen

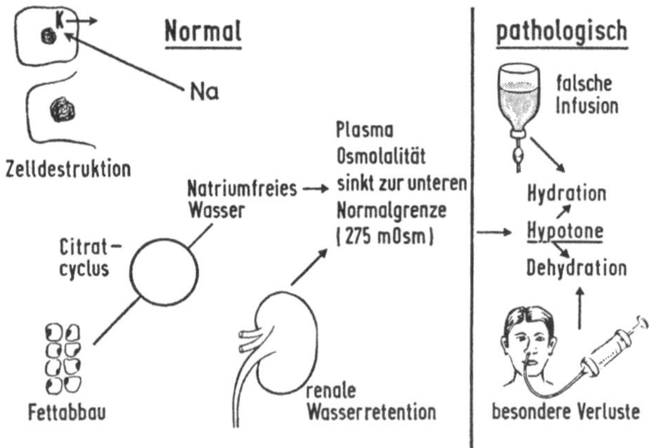



Abb. 5. Postoperative Störungen des Natrium- und Wasserhaushaltes

### 1. Die Hyperhydrierung

Ein zuviel an Flüssigkeitszufuhr führt zur *Wasserintoxikation* (Abb. 6).
Diese *Hyperhydrierung* ist meistens hypoton, weil aus der Fettverbrennung und der Reduktion der Zellmasse *natriumfreies* Wasser entsteht.

Natriumfreie oder -arme Glucoseinfusion führen dann zur Entwicklung dieses recht gefährlichen Zustandsbildes.

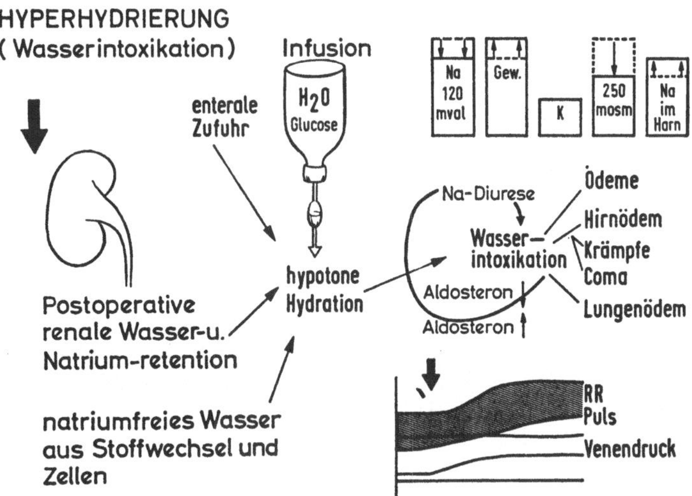


Abb. 6. Hyperhydrierung

Charakteristisch sind niedrige Serumnatriumkonzentration, Gewichtszunahme, Absinken des osmotischen Druckes, relativ große Harnvolumina mit niedrigem spezifischen Gewicht, Anstieg des Venendruckes. Die Osmo- und Volumenregulation reagiert beim Frischoperierten paradox: Anstatt viel hypotonen Harn auszuscheiden, wird unter dem Einfluß von Aldosteron Natrium ausgeschieden, während der Adiuretinmechanismus weiterhin zur Wasserretention zwingt. Dadurch wird die Hypotonie weiter gesteigert. Die klinischen Folgen sind eine starke Erweiterung der EZF bis zum Ödem, mit Verschlechterung der Ernährungsbedingungen in der Peripherie.

Im Vordergrund stehen cerebrale Erscheinungen bis zu schweren Krämpfen und tiefem Koma. Hierfür ist ein Hirnödem verantwortlich, welches um so leichter bei jeder Form von Hypoatramie entsteht je schneller sie sich entwickelt, da die Natriumkonzentration im Gehirn dem Absinken in der Peripherie wegen der relativen Gefäßundurchlässigkeit nur langsam folgen kann und deshalb Wasser an sich zieht, um den osmotischen Ausgleich zu finden.

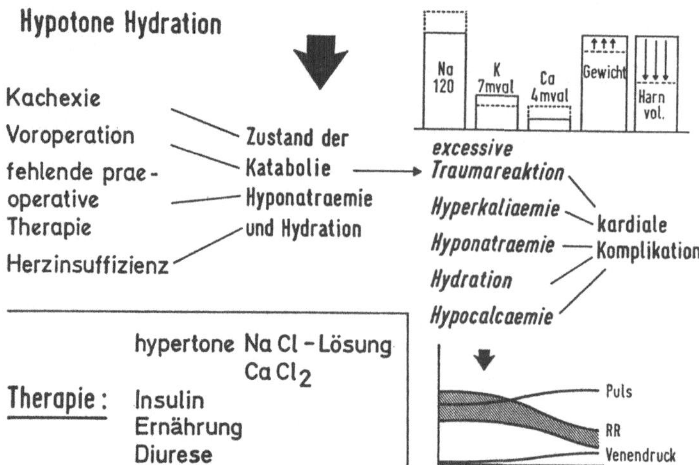



Abb. 7. Hypotone Hydration schon vor der Operation

2. Die *hypotone Hydration* entwickelt sich besonders leicht und *ohne Fehler der postoperativen Therapie* bei Patienten, die ohne genügende Operationsvorbereitung im Zustand der Kachexie, des Hungers oder der Herzinsuffizienz operiert werden (Abb. 7).

Ursache ist die Potenzierung von präoperativ bestehenden Störungen durch das Operationstrauma. Hier liegt bereits präoperativ ein kataboler Zustand mit Hyponatraemie + Hydration vor. Die Operationsfolgen addieren sich und lösen vor allem cardiale Komplikationen aus.

Wohin geht das Wasser (Abb. 8)?

In die Körperhöhlen, das Interstitium, die Gefäßbahn, den Darm, die Lunge. Dort wird die Organfunktion durch die Flüssigkeitsansammlung beeinträchtigt. Postoperative Komplikationen wie Lungenödem, Pleuraergüsse, Darmatonie und ähnliches häufen sich.

Die *Therapie* ist besonders schwierig, weil die postoperativ immer eingeschränkte Diurese die Möglichkeiten der Infusionsbehandlung begrenzt. Sie besteht im Wasserentzug, Korrektur der Hypocalcämie, vorsichtige konzentrierte Natriumzufuhr, unter Umständen Hämo- oder Peritonealdialyse.

2. Die *hypotone Dehydration* ist die Folge zu kleiner Infusionen bei außergewöhnlichen Verlusten (Abb. 9).

Blutungen, Ödeme, Ascites, Magen-Darm-Atonie, führen zu einem Verlust *isotoner Lösungen*, dieser Verlust wird aus renaler Flüssigkeitsretention und natriumfreiem Wasser aus dem Stoffwechsel – meistens ungenügend – aufgefüllt. Durch Infusionen die dem Verlust nicht gerecht werden und zu wenig Natrium enthalten wird die Störung vertieft.

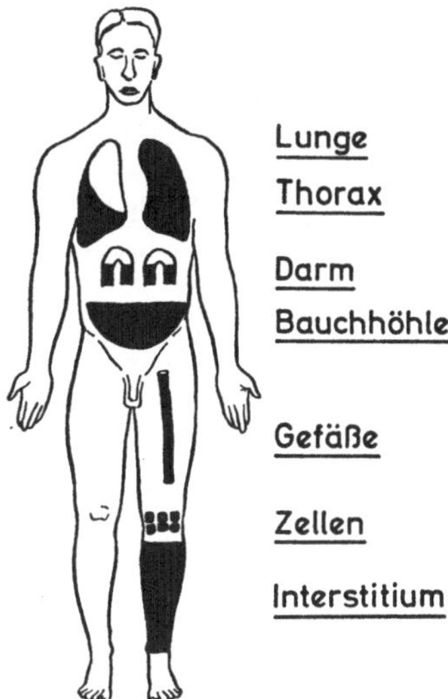



Abb. 8. Wo geht das retinierte Wasser und Natrium hin?

Der Hämatokrit steigt während des isotonen Verlustes an, wenn nicht eine Blutung die Ursache der Verdünnung ist.

Serum-Natrium ist niedrig, Kalium wegen der rückläufigen Harnproduktion meistens hoch, das Blutvolumen nimmt ab, bis schließlich der Kreislauf dekompensiert.

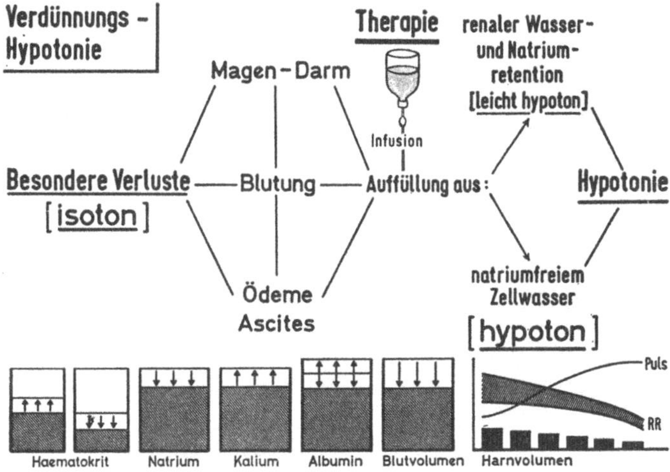



Abb. 9. Hypotone Dehydration durch Verdünnung

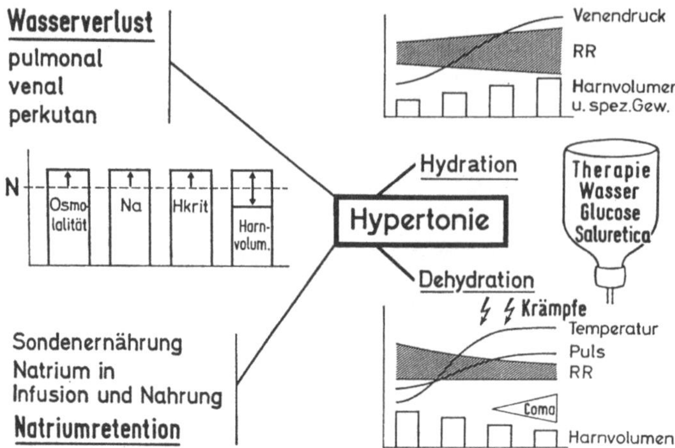


Abb. 10. Hypertone Hydration und Dehydration sind nicht typisch für den postoperativen Verlauf

Die *Therapie* umfaßt neben der Beseitigung der Ursache des Volumenmangels die Infusion hypertoner Kochsalzlösung bis zur Normalisierung des Venendruckes, der Serumelektrolyte und der Harnproduktion.

3. Alle anderen Störungen des Natrium- und Wasserhaushaltes sind *nicht typisch* für den postoperativen Verlauf (Abb. 10).

Es sind die verschiedenen Formen der osmotischen *Hypertonie*.

Die Ursache liegt in außergewöhnlichen Wasserverlusten, die nicht oder unzureichend ersetzt werden und dann zur hypotonen Dehydration führen oder zu reichlich mit hypertonen Lösungen ersetzt werden und

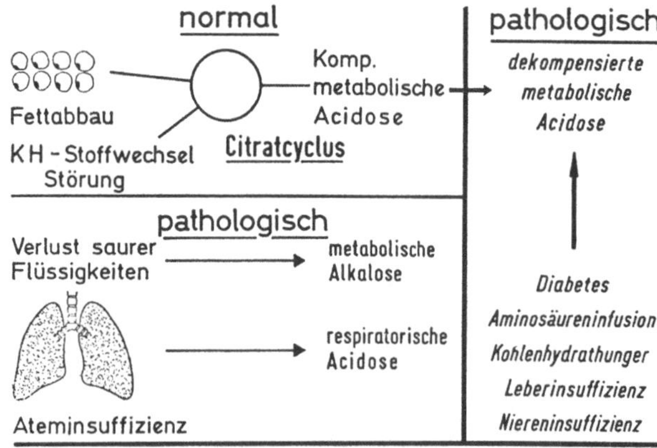


Abb. 11. Postoperative Störungen des Säure-Basen-Gleichgewichtes

dann zur hypertonen Hydration führen. Die Ernährung mit kochsalz-reicher Kost ist ein weiterer Faktor. Auf diese Störungen kann ich nicht näher eingehen.

Der Beginn der *anabolen Phase* wird durch die genannten Störungen des Wasser- und Natriumhaushaltes hinausgezögert. In der Anabolie kehren sich die typischen Elektrolytverschiebungen um. Natrium und Wasser werden ausgeschieden, Kalium wandert in die Zellen.

In diesem Abschnitt beginnt der Patient zu essen, die Magen-Darm-Funktion und die Nierenleistung normalisieren sich. Es entstehen deshalb kaum mehr Störungen im Natrium- und Wasserhaushalt, weil sich die renalen, pulmonalen und sonstigen Regulationsmechanismen vom Opera-tionstrauma erholt haben und Entgleisungen verhindern.

## Postoperative Störungen des Säure-Basen-Haushaltes

Unter den postoperativen Störungen des *Säure-Basen-Haushaltes* stehen die metabolische Acidose, die respiratorische Acidose und nach Säure-verlusten, besonders gehäuftem Erbrechen, die hypocalämische Alkalose an der Spitze der Häufigkeit (Abb. 11).

Eine milde, kompensierte metabolische Acidose ist sozusagen „physio-logisch".

Sie führt zur klinisch manifesten Acidose wenn andere Stoffwechsel-störungen hinzukommen.

1. Eine milde, kompensierte Acidose ist aus den Verhältnissen im postoperativen Energiestoffwechsel zu verstehen (Abb. 12).

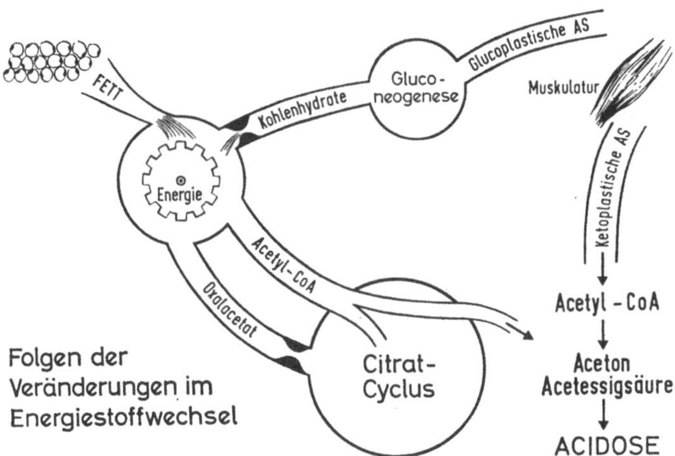


Abb. 12. Folgen der Veränderungen im Energiestoffwechsel

Die Fettverbrennung ist unter dem Zwang der Glucocorticoide vermehrt, die Kohlenhydratverbrennung gestört. Vor dem Citratcyclus häuft sich Acetyl-Coencym A und kann wegen des Mangels an Oxalacetat nicht metabolisiert werden.

Es entsteht Acetessigsäure und Aceton. Diese Abweichung wird durch den Abbau von ketoplastischen Aminosäuren vertieft. Gewöhnlich bleibt die metabolische Acidose postoperativ kompensiert.

Nach excessiven Traumen, bei Diabetikern, septischen Komplikationen, Niereninsuffizienz, dekompensiert die Acidose (Abb. 13).

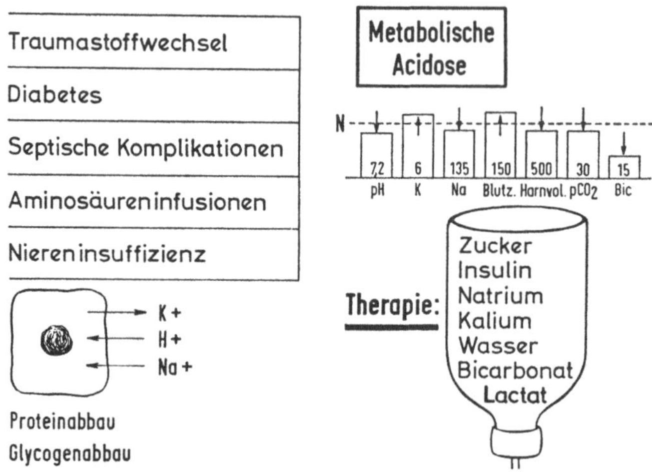


Abb. 13. Dekompensierte metabolische postoperative Acidose

Der pH-Wert sinkt ab, Kalium steigt an, der Blutzucker ist auch ohne Diabetes erhöht, das Harnvolumen meistens erniedrigt, $pCO_2$ und Standardbicarbonat sind durch die organischen Säuren und die respiratorische Kompensation erniedrigt.

Die Patienten erholen sich verlangsamt, die Komplikationsrate steigt. Die Acidose verlangt eine schnelle Therapie.

Das Prinzip lautet dabei:

*Steigerung der Kohlenhydratverbrennung* durch Zucker- und Insulingaben. Zusätzliche Alkalisierung ist bei jeder höhergradigen Acidose notwendig. Besondere Beachtung verdient die Normalisierung der Nierenfunktion jedoch im Rahmen der erlaubten Wasserzufuhr.

2. Die *respiratorische Acidose* ist eine häufige postoperative Komplikation. Insbesondere wenn vor der Operation chronische Lungenveränderungen bestehen, oder der Patient sehr alt ist (Abb. 14).

Das Operationstrauma, welches durch die Einschmelzung der Muskulatur zu einer Herabsetzung auch der für die Atmung benötigten Kräfte führt, Infektionen, Herzinsuffizienz, Ödeme, auch das Lungenödem, Ergüsse im Thorax, Atelektasen, Pneumothorax führen zur Dekompensation.

Diese postoperative respiratorische Acidose kann sich langsam, mehr in Form einer chronischen respiratorischen Acidose mit hohen $pCO_2$- und Standardbicarbonatwerten, sehr niedrigem Chlorid und niedrigen pH-Werten entwickeln. Bei der akuten respiratorischen Acidose steht dagegen im Vordergrund ein rasches steiles Absinken der pH-Werte, meistens be-

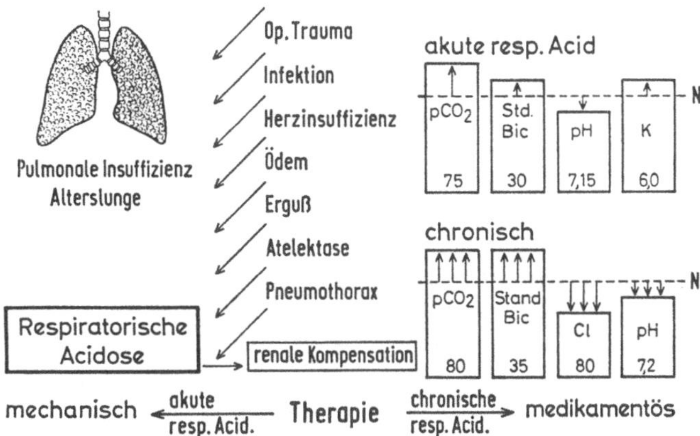


Abb. 14. Postoperative respiratorische Acidose

gleitet von hohen Kaliumkonzentrationen des Serums. Der $PCO_2$ ist hoch, Standardbicarbonat nur mäßig erhöht.

Bei der Therapie der akuten respiratorischen Acidose stehen im Vordergrund die Beseitigung aller mechanischen Faktoren, eines Ergusses, eines Pneumothorax, der Atelektase. Bei der chronischen respiratorischen Acidose durch Infektionen, Herzinsuffizienz oder Lungen-Ödem dagegen eine mehr medikamentös ausgerichtete Therapie.

3. Die *hypokaliämische Alkalose* ist die Folge von gehäuftem Erbrechen beim Ulcus duodeni und Säureverlusten aus anderer Ursache. Vor der Operation häufig kompensiert, löst das Operationstrauma, besonders nach ungenügender Operationsvorbereitung, die Dekompensation aus. Üblicherweise wird ja Kalium in den ersten postoperativen Tagen nicht verabreicht, wodurch sich die Situation verschlechtert. Postoperativ kann die Niere kein Natriumbicarbonat zur Kompensation ausscheiden und produziert paradoxerweise kaliumreichen, sauren Harn, so wird durch das Operationstrauma die Alkalose manifest (Abb. 15).

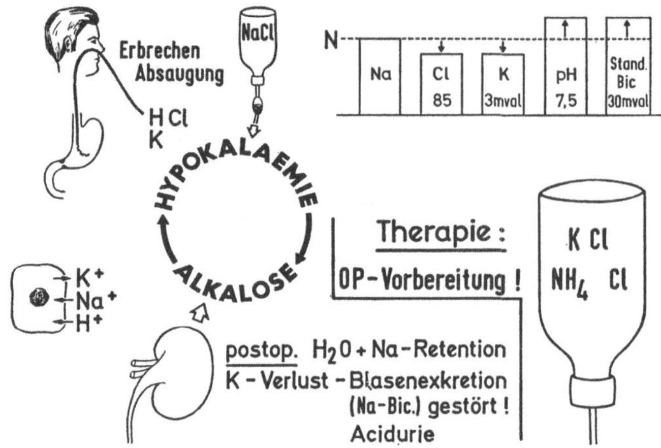



Abb. 15. Hypokalämische Alkalose

Die Natriumwerte sind meistens im Bereich der Norm, Chlor ist erniedrigt, ebenso Kalium, der pH-Wert erhöht, das Standardbicarbonat ebenfalls erhöht.

Die Therapie besteht in der parenteralen Zufuhr von Kaliumchlorid und im Umfange der Acidose der Substitution von Ammoniumchlorid.

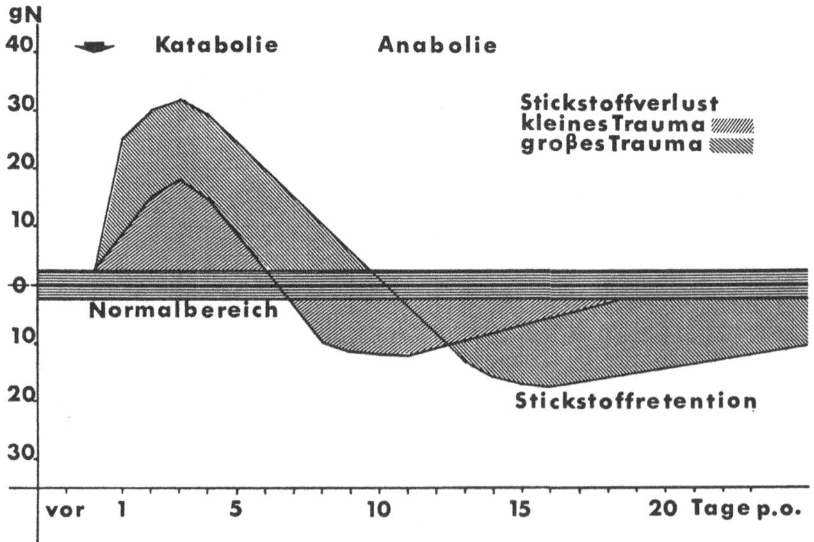



Abb. 16. Stickstoffverlust nach mittleren und großen Operationen

## Postoperative Störungen des Stickstoffmetabolismus

Der normale Stickstoffverlust nach mittelgroßen Operationen beträgt 30–50 g (Abb. 16).

Nach traumatisierenden Eingriffen bis zu 100 g, das sind rund 3 kg Muskulatur. Der Umschlag zur anabolen Phase erfolgt im Normalfall spätestens am 7. postoperativen Tag.

Sowohl die Höhe des Stickstoffverlustes, wie die Dauer der katabolen Phase sind abhängig vom Umfang des Operationstraumas. Eingriffe am Ösophagus und den oberen Magenabschnitten lösen eine sehr heftige, Thorax- und Extremitätenoperationen eine verhältnismäßig geringe katabole Reaktion aus.

Zweiteingriffe, postoperative Komplikationen, Infektionen, die in den Zeitraum der Katabolie fallen, vertiefen sie ganz erheblich. Auch nach ungenügender Operationsvorbereitung und bei manchen Patienten aus völlig ungeklärten Gründen kann es zu einer excessiven katabolen Reaktion kommen. Sie ist die häufigste postoperative Störung des N-Metabolismus.

Wir müssen also unterscheiden zwischen der normalen Reaktion und der Entgleisung des Stickstoffmetabolismus (Abb. 17).

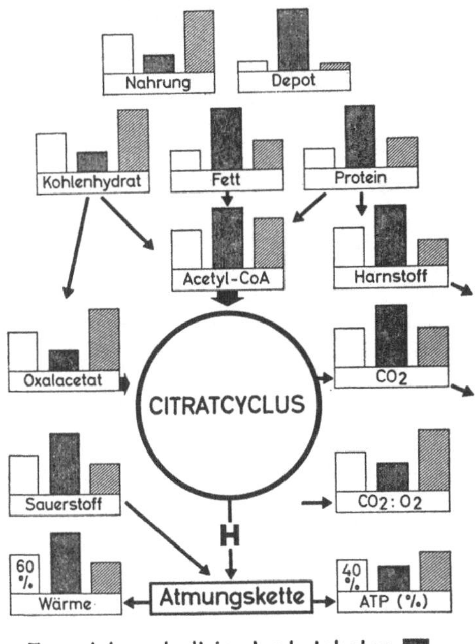


Abb. 17. Normale postoperative Verhältnisse im Energie- und N-Stoffwechsel

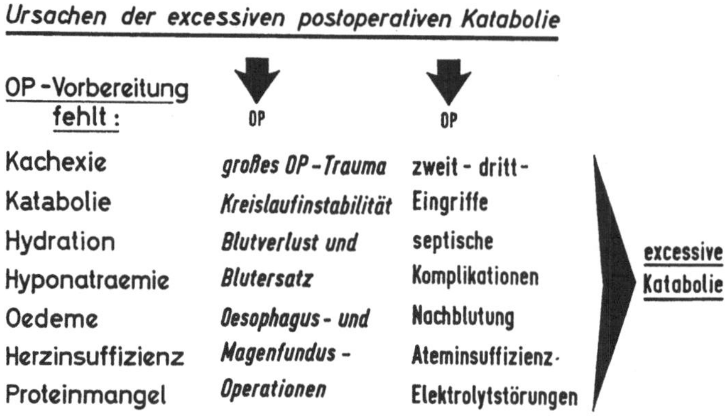

Abb. 18. Ursachen der excessiven postoperativen Katabolie

Normal ist in der katabolen Phase eine Steigerung des Gesamtumsatzes bis 30%, eine kompensierte metabolische Acidose, ein Absinken des RQ bis 0,75.

Fett und Protein werden zu gleichen Teilen verbrannt. Die Protein- und Zelldestruktion führt normalerweise nicht zur Anämie und Hypalbuminämie.

Die kurzlebigen Proteine, z. B. Gerinnungsfaktoren sinken nicht bedrohlich ab. Während der postoperativen Proteinsynthesehemmung genügen

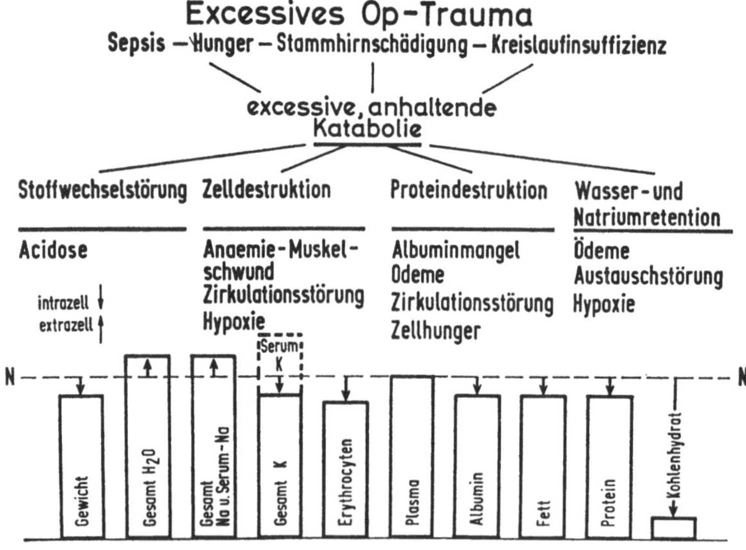


Abb. 19. Excessive katabole postoperative Reaktion

gewöhnlich die Proteinreserven. Der Nutzeffekt, d. h. die Ausbeute an chemischer Energie sinkt ab.

Die excessive postoperative Katabolie ist in ihrem Wesen noch weitgehend ungeklärt. Wir kennen aber viele Faktoren, die für ihre Entstehung verantwortlich gemacht werden können (Abb. 18).

Besonders häufig entsteht diese Entgleisung dann, wenn ein großes Operationstrauma den Patienten in einem bereits bestehenden katabolen Zustand trifft.

Zusätzliche Störungen, wie Kreislaufinstabilität, Störungen im Magen-Darm-Kanal, pulmonale Komplikationen, Infektionen, sind in der Lage, die Entgleisung zu vertiefen (Abb. 19).

Charakteristisch ist die rapide Gewichtsabnahme, besonders auf Kosten der Muskulatur, die Acidose, Wasser- und Natriumretention bis zur Entwicklung von Ödemen. Im Blutbild entwickelt sich eine Anämie und Albuminmangel.

Der Patient verhält sich psychisch wie am ersten Tag nach einer großen Operation (Abb. 20).

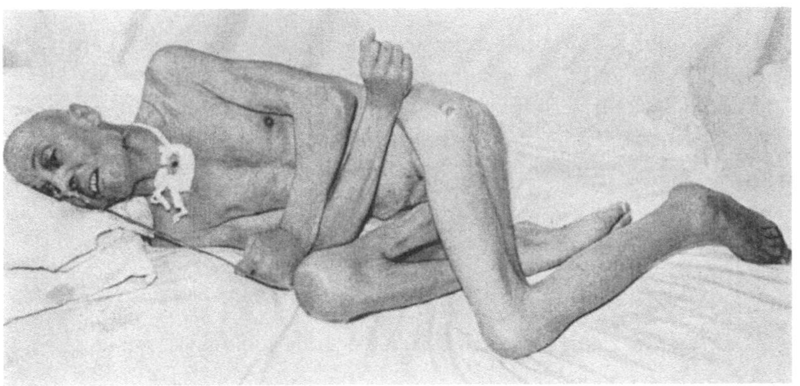

Abb. 20. Patient in excessiv katabolem Zustand

Er wirkt apathisch, müde, teilnahmslos, bewegungsarm, desinteressiert. Die Körpertemperatur ist leicht erhöht. Die Wundheilung stagniert, infektiöse Komplikationen nehmen zu. Es droht die Gefahr der Wunddehiszenz Nierenfunktion, Herz-, Kreislauf- und Lungenfunktion zeigen erste Zeichen der Funktionsstörung (Abb. 21).

Dieser Leistungsknick der Organfunktionen wirkt sich als neues Trauma mit weiterer kataboler Reaktion aus. Der Kreislauf wird schließlich unstabil, im EKG werden Elektrolytstörungen deutlich. Die Harnproduktion nimmt

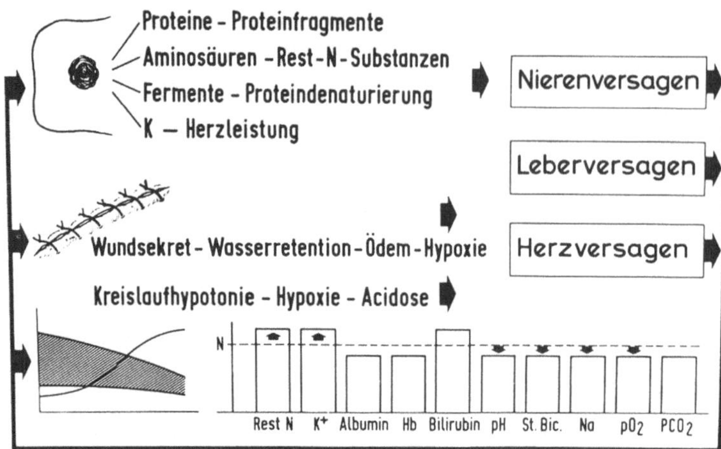


Abb. 21. Circulus vitiosus der excessiven postoperativen Katabolie

ab. Rest-N und Kalium im Serum steigen an, das Versagen der Leberfunktion kündet sich mit ansteigenden Bilirubinwerten an.

Auf die *Therapie* geht Herr Konrad ein. Ich möchte hier nur erwähnen, daß wir prinzipiell folgende therapeutische Maßnahmen für die Behandlung der excessiven Katabolie für wichtig halten:

1. Intensive Steigerung des Kohlenhydratumsatzes.
2. Protein- und Aminosäurenangebot zum Schutz des körpereigenen Eiweißes.
3. Kreislaufstabilisation.
4. Ersatz kurzlebiger Proteine, deren Synthese blockiert ist.

# Die Aufnahme von $^{15}N$ im Muskeleiweiß von einem Patienten in katabolem Zustand

Von **P. Fürst, B. Josephson** und **E. Vinnars**

Klinisch-chemisches Laboratorium und die Abteilung für Anaesthesiologie,
S:t Eriks Sjukhus, Stockholm, Schweden

Kürzlich haben wir von Untersuchungen berichtet, bei denen wir den Stickstoffumsatz bei gesunden Versuchspersonen [6], bei Patienten in posttraumatisch-katabolem Zustand [20] und bei urämischen Patienten [4] mit Hilfe von schwerem Stickstoff studierten. Diese Arbeiten beinhalten Bestimmungen der Einlagerung von $^{15}N$ in Muskelprotein und in „proteinfreies Filtrat" der Intrazellulärflüssigkeit von Muskulatur. Die Muskelanalysen waren dadurch möglich, daß wir mit Hilfe von Nadelbiopsie [1] wiederholte Proben von Muskelgewebe desselben Individuums unter verschiedenen metabolischen Versuchsbedingungen entnommen haben. Soweit wir wissen, sind Studien über die Umsetzung von Muskelprotein beim Menschen mit Hilfe der $^{15}N$-Einlagerung im Muskelprotein in vivo noch nicht veröffentlicht worden. Diese Technik haben wir nun bei einem Patienten in schwerem posttraumatischen Katabolismus angewendet, wobei wir auch die Möglichkeit hatten, die $^{15}N$-Einlagerung in aktivem und in inaktiviertem Muskelgewebe festzustellen.

## Material und Methodik

Der Patient war ein 45jähriger Mann mit doppelseitigen Femurfrakturen. Während 21 Tagen nach dem Schaden war er immobilisiert durch doppelseitigen „Femur-Streck". Während der ersten 14 Tage bekam der Patient gewöhnliche Krankenhaus-Kost. Der Versuch wurde mit einer stickstoffarmen Standarddiät (2,7 g Stickstoff und 2400 kCal/24 Std) über 7 Tage [7] eingeleitet.

Eine Ausnahme wurde am dritten Versuchstag gemacht, an dem der Patient keine Nahrung erhielt, dafür wurden 1,372 g $^{15}N$-markiertes Ammoniumchlorid (98 Excess% ONIA, Toulouse, Frankreich), entsprechend 370 mg $^{15}N$, intravenös infundiert. Das Isotop wurde über 4 Std infundiert. Die Lösung enthielt die 8 essentiellen Aminosäuren zusammengesetzt nach

Rose [12] mit einem Stickstoffgehalt von 2,56 g [2]. Um den Kalorienbedarf zu decken, wurden 1500 ml 20% Fruktose intravenös zugeführt. Gleichzeitig nahm der Patient 2 Flaschen Hycal per os (konzentrierter Sirup aus Kohlenhydraten: Beecham Products, Bradford, England), das 830 kCal entspricht. Somit wurden insgesamt 2030 kCal an diesem Tage zugeführt. Vom 4. Versuchstag an (also dem Tage nach der Zufuhr von [15]N) wurde die Diät mit täglichen Infusionen von essentiellen Aminosäuren entsprechend 1,0 g Stickstoff/24 Std ergänzt. Am 8. Versuchstag wurde eine offene Osteosynthese der rechtsseitigen Femurfraktur in Penthotal-Fluothan-Lachgasnarkose ausgeführt. Am Operationstag (24 Std) wurde nichts zu essen gegeben, jedoch wurden 2000 ml 20% Fruktose und essentielle Aminosäuren wie zuvor zugeführt. An den darauffolgenden 4 postoperativen Tagen wurde dem Patienten wieder die stickstoffarme Diät und essentielle Aminosäuren angeboten. Aus Abbildung 1 geht hervor, daß der Patient die vorgeschriebene Diät nicht immer ganz verzehrte.

Während der 12 Versuchstage wurde der 24 Std-Urin gesammelt. Während 40 Std nach [15]N-Zufuhr wurde jedoch auch der Urin in Portionen nach spontaner Blasenentleerung gesammelt.

8 Std nach der [15]N-Zufuhr sowie am 2., 5., 7. und 10. Tag nach dieser Zufuhr wurden Plasmaproben gewonnen.

Muskelgewebe wurde durch Nadelbiopsie vom Musculus deltoideus gewonnen. Die Biopsien entnahm man am 2., 5., 7. und 10. Tag nach der [15]N-Zufuhr. Im Zusammenhang mit der Operation (am 5. Tag nach der Isotop-Zufuhr) wurden größere Muskelstücke vom M. quadriceps femoris und M. obliquus abdominis entnommen. Der Deltoideus war in Tätigkeit, da der Patient sich durch Heben mit den Armen bewegte. Der Obliquus abdominis war nur teilweise ruhiggestellt, da der Patient diesen Muskel bei der Atmung und bei gewissen Bewegungen anwendete. Der Quadriceps femoris war natürlich ganz ruhiggestellt.

Im Urin wurden Totalstickstoff, Harnstoff, Ammoniak und Kreatinin gemäß den Standardmethoden des Laboratoriums [19] bestimmt. Faeces wurden nicht analysiert.

Die [15]N-Konzentration wurde sowohl im Totalstickstoff von Urin als auch in den separierten Fraktionen Harnstoff und Ammoniak des Urins bestimmt. Der Harnstoff des Urins wurde mit Xanthydrol gefällt, gewaschen und mit Schwefelsäure digeriert, wonach der gebildete Ammoniak destilliert wurde. Der Urinammoniak wurde mit Alkali freigesetzt und destilliert.

[15]N-Excess-Atom% (Massenspektrometrie) und Totalstickstoff (microKjeldahl) wurden in Muskel und Plasmaprotein bestimmt. Das Muskelgewebe vom Quadriceps femoris und Abdominis obliquus externus, das im Zusammenhang mit der Operation gewonnen worden war, wurde für die Analyse des [15]N-Inhaltes in den isolierten Aminosäuren des hydrolysierten Muskelproteins und der intrazellulären Flüssigkeit angewendet.

Gleichzeitig wurde der $^{15}$N-Einbau in die isolierten Aminosäuren von hydrolysierten Plasmaprotein bestimmt. Die Technik für die Präparation von Plasma- und Muskelprotein sowie der Aminosäuren dieser Proteine und die Methodik für die $^{15}$N-Bestimmung (Massenspektrometrie) ist in separaten Veröffentlichungen [5] beschrieben worden.

Die intra- und extrazellulären Flüssigkeitsräume im Muskel wurden mit Hilfe des Chloridgehaltes im Plasmawasser und Gewebe unter Annahme eines normalen Membranpotentials von 87 mV [8] berechnet. Der Gehalt an Chlorid im Muskelgewebe wurde durch Aktivierungsanalyse [1] bestimmt. Mit Hilfe der so berechneten Flüssigkeitsräume wurde dann die Verteilung von intra- und extrazellulärem $^{15}$N berechnet.

Die $^{15}$N-Bestimmungen wurden im Laboratorium für Massenspektrometrie des Karolinska-Institutes mit Hilfe eines ATLAS CH 4 Doppel-Kollektor-Massenspektrometers ausgeführt. Wir danken Herrn Prof. R. Ryhage für die Erlaubnis, seine Ausrüstung anzuwenden.

## Ergebnis

Die Ausscheidung von Harnureastickstoff, Ammoniakstickstoff und Kreatininstickstoff sowie die Stickstoff-Bilanz während der Versuchstage sind in Abbildung 1 wiedergegeben. In derselben Abbildung sind auch die Zeitpunkte für die Isotopenzufuhr, Biopsien und die Operation angegeben. Während der Immobilisierungsphase war die Stickstoff-Bilanz stark negativ. Da extrarenale Stickstoffverluste nicht berechnet wurden, war die Stickstoff-Bilanz um etwa 1,5 g mehr negativ als in Abbildung 1 angegeben [19]. Nach der Operation stieg der Katabolismus stark an, um nach 2 Tagen zum präoperativen Niveau zurückzugehen.

Abbildung 2 zeigt die Verhältnisse beim Einbau und bei der Ausscheidung von schwerem Stickstoff. Die Ergebnisse der $^{15}$N-Bestimmungen im Protein und intrazellulärer Flüssigkeit der verschiedenen Muskeln am Operationstag sind in der Tabelle 1 wiedergegeben.

In der ersten katabolen Phase sank die Inkorporation von $^{15}$N im Muskelproteinstickstoff des aktiven Deltoideus nur wenig, während die gleichzeitige Markierung der intrazellulären Flüssigkeit schnell abfiel.

Nach der Operation sahen wir eine markante Änderung. Gleichzeitig mit der verschlechterten Stickstoffbilanz wurde der Inkorporationsgrad im Muskelprotein niedriger, während in der intrazellulären Flüssigkeit die Markierung anstieg. Danach nahmen diese Vorgänge wieder ihre vorherigen Richtungen an.

In den im Anschluß an die Operation gewonnenen Stückchen von Muskelgewebe wurde das Protein isoliert, hydrolysiert und durch präparativen Moore und Stein in Aminosäuren zerlegt. $^{15}$N Excess wurde in den einzelnen Aminosäuren bestimmt (Abb. 3).

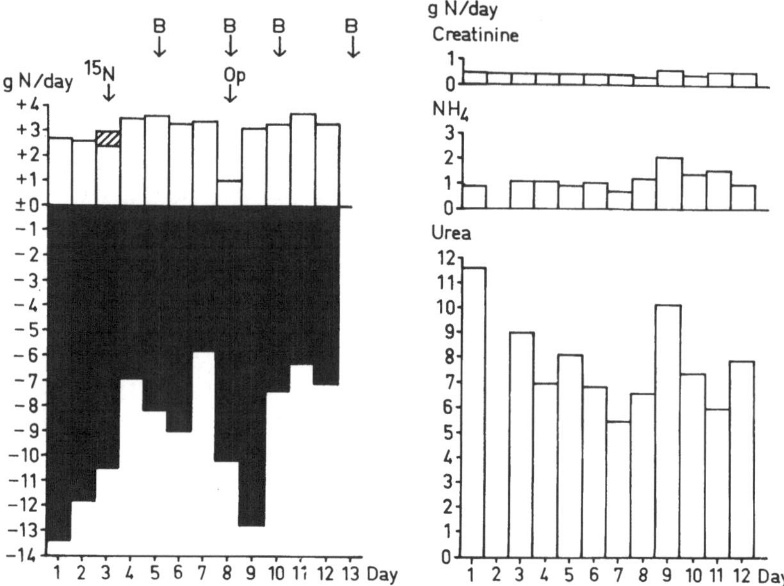

Abb. 1. (Links) Stickstoffbilanz des katabolen Patienten (schwarze Kolumne). Weiße Kolumne = gesamte Stickstoffzufuhr. Die Pfeile geben an, wann ¹⁵N verabreicht wurde, wann die Biopsien genommen wurden und wann der Patient operiert wurde. Die gestrichelte Fläche, Tag 3, gibt die Menge des injizierten ¹⁵N an. (Rechts) Ausscheidungsmuster für stickstoffhaltige Metaboliten in g N

Die Inkorporation in den essentiellen Aminosäuren war niedriger als in den nicht-essentiellen; mit Ausnahme von Prolin, das auch wenig inkorporiert war. Jedoch soll hervorgehoben werden, daß ¹⁵N auch in Valin, Isoleucin, Leucin und Phenylalanin vorhanden war, wahrscheinlich durch Transaminierung verursacht [9, 14]. Hohe Inkorporationswerte wurden in Alanin und Glutaminsäure gefunden, besonders hoch in dem Alanin des inaktiven Muskelproteins.

## Diskussion

Wenn der schwere Stickstoff homogen in den Aminosäuren des Muskelproteins verteilt wäre, würde ein katabolischer Abbau von Protein keine Veränderung seines Gehalts an ¹⁵N bedeuten, wenn man von der Resynthese absieht. Jetzt aber verläuft der accelerierte Katabolismus mit einer Redistribution von ¹⁵N in Richtung vom Zellprotein zur intrazellulären Flüssigkeit. Eine mögliche Erklärung dieser Beobachtung wäre, daß beim Abbau der Proteinmoleküle hauptsächlich diejenigen Teile abgespalten werden, die am meisten ¹⁵N enthalten.

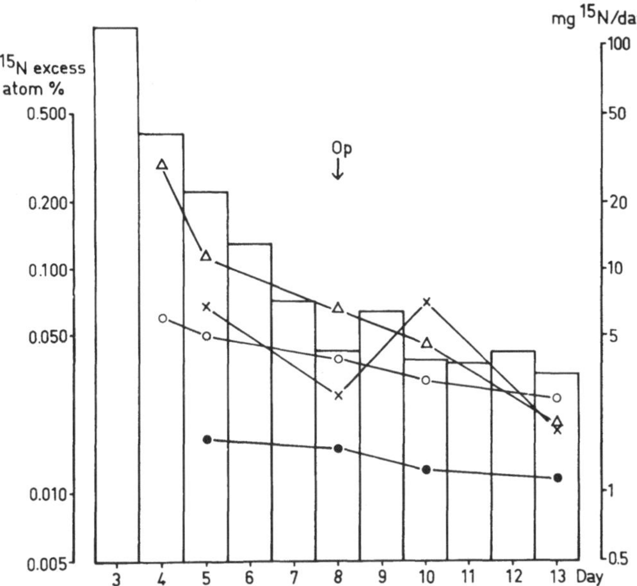


Abb. 2. Ausscheidung und Distribution von ¹⁵N beim Patienten. OP = Operation. Weiße Kolumnen = Ausscheidung von ¹⁵N im Urin (rechte Ordinate); ¹⁵N Exceß Atom % (linke Ordinate): △ in Plasma NPN, ○ in Plasma-Protein, × in Intrazellulärem Muskel-NPN, ● in Muskelprotein (Deltiodeus)

Es scheint uns erwähnenswert, daß das Ammoniak in den nach MOORE und STEIN präparierten Fraktionen des Muskelproteins die höchste Inkorporation aufwies. Da freies Ammoniak hauptsächlich von Amidstickstoff herrührt, bedeutet diese Beobachtung, daß verhältnismäßig viel ¹⁵N in die Amide Glutamin und Asparagin eingetreten war, was auch aus anderen Gründen vermutet wurde [11, 21].

Eine andere Erklärung für die Redistribution vom ¹⁵N wäre, daß die „Turnover-Rate" der verschiedenen Muskelproteine unterschiedlich ist, und daß das Protein, das am schnellsten synthetisiert und abgebaut wird, auch die höchste Menge ¹⁵N abgibt. RITTENBERG u. Mitarb. [16, 17, 18] waren der Ansicht, daß verschiedene Fraktionen von Muskelprotein bei der Ratte verschiedene ¹⁵N-Inkorporierungsgrade haben könnten. VITTI und GAEBLER (21) fanden dagegen denselben Inkorporierungsgrad im Sarkoplasma und Myofibrillen von Rattenmuskeln. Das Problem der Umsetzung des Muskelproteins bei Menschen in katabolem Zustand kann wahrscheinlich durch die ¹⁵N-Analyse der einzelnen Aminosäuren des hydrolysierten Proteins und durch die der proteinfreien intrazellulären Flüssigkeit geklärt werden; damit sind wir jetzt beschäftigt.

Jedenfalls scheint es uns, daß der erhöhte Katabolismus durch
einen Abbau von Gewebeprotein entsteht. Die kumulative Ausscheidung
von $^{15}$N im Totalstickstoff des Harns ($\lambda_E$), im Harnureastickstoff ($\lambda_U$),
und im Ammoniakstickstoff ($\lambda_{NH_4}$) wurde nach der Formel von San

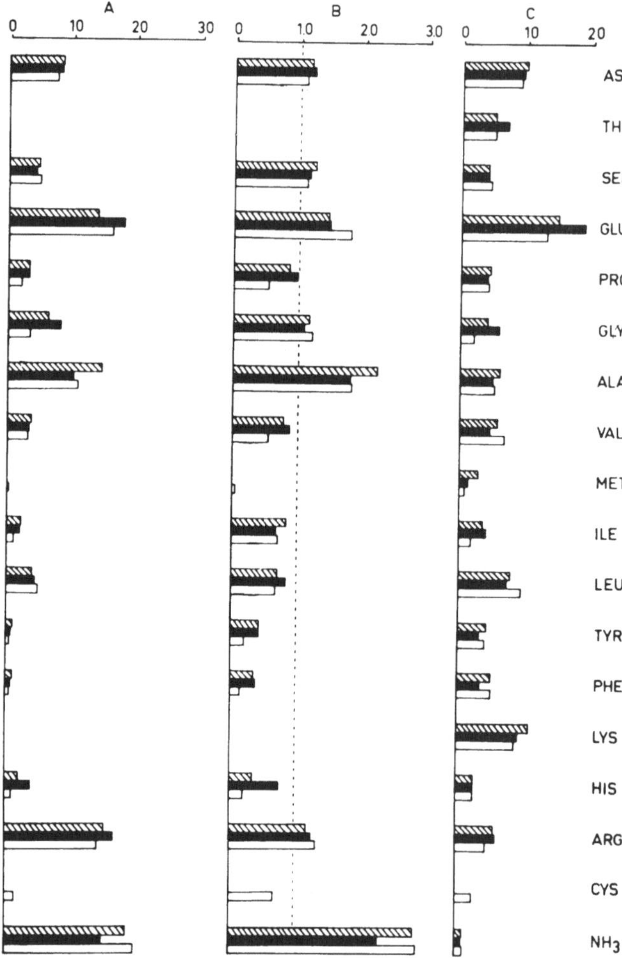


Abb. 3. ▨ = Protein von inaktivem Muskel (Quadriceps femoris), ■ = Protein
von aktivem Muskel (Abdominis), □ = Plasmaprotein. Rechts: (C) Verteilung
der Aminosäuren im Hydrolysat von Protein aus inaktivem und aktivem
Muskelgewebe und aus Plasmaprotein. Links: (A) Verteilung des gesamten,
in den obengenannten Proteinen wiedergefundenen $^{15}$N auf die Aminosäuren.
Mitte: (B) Verhältnis zwischen dem Anteil $^{15}$N (des total wiedergefundenen
$^{15}$N) in den einzelnen Aminosäuren und Anteil in denselben Aminosäuren vom
totalen Aminosäurenstickstoff. Die gestrichelte Linie bezeichnet die mittlere
Verteilung in all den untersuchten Proteinsorten

Pietro und Rittenberg [13] in Relation zu dem verabreichten $^{15}$N ($\lambda_O$) berechnet (Abb. 4). Die Ausscheidung von $^{15}$N im Totalstickstoff zeigte nach der Operation eine Erhöhung, die von keiner entsprechenden Erhöhung des Harnstoff $^{15}$N und des Ammoniak $^{15}$N begleitet war. Dies

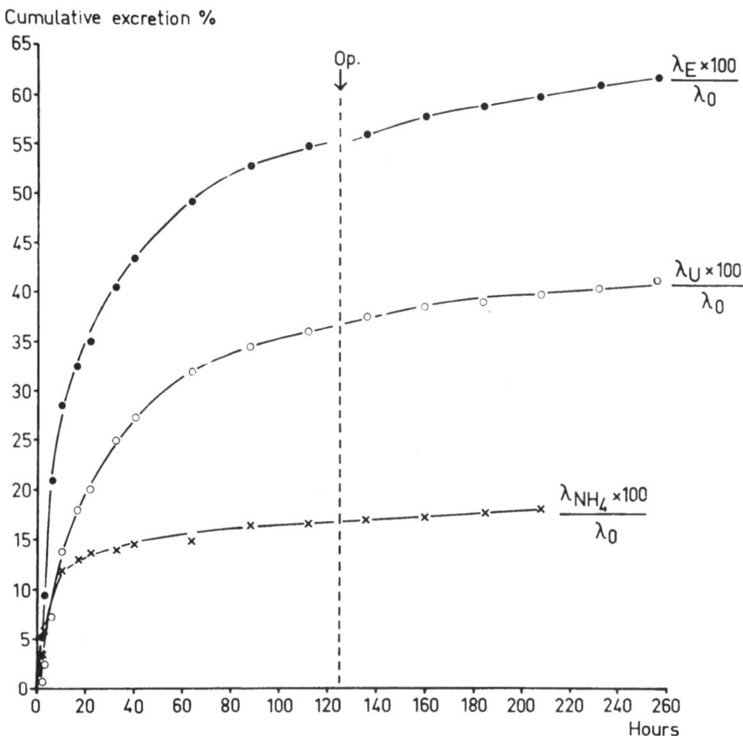


Abb. 4. Kumulative Ausscheidung mit dem Harn von $^{15}$N im Totalstickstoff $\left(\dfrac{\lambda_E}{O}\right)$, im Harnstickstoff $\left(\dfrac{\lambda_U}{O}\right)$, im Ammoniak $\left(\dfrac{\lambda_{NH_4}}{O}\right)$ in Prozent von verabreichtem $^{15}$N ($\lambda_O$)

bedeutet, daß die vermehrten Verluste an $^{15}$N aus anderen Stickstoffmetaboliten als aus Harnstoff und Ammoniak entstanden sind. Folglich stammten sie hauptsächlich aus dem metabolischen Pool und nicht aus dem Harnstoffpool.

Die Tatsachen, daß der erhöhte $^{15}$N-Verlust mit dem Urin aus dem metabolischen Pool stammt, und daß der $^{15}$N-Inkorporationsgrad im Muskelprotein geringer wurde, sowie daß die $^{15}$N-Markierung in der intrazellulären Flüssigkeit anstieg – bewiesen, daß der gleichzeitig angestiegene

Stickstoffverlust durch Urin auf einem erhöhten Proteinabbau beruhte. Diese Schlußfolgerung sollte mit den Berechnungen verglichen werden, die zeigen, daß der Katabolismus bei langdauernder Immobilisierung auf einer verminderter Resynthese und nicht auf einem erhöhten Proteinabbau beruht [15]. In Wirklichkeit ist es nicht ausgeschlossen, daß die Resynthese von Muskelprotein in unserem Versuch sogar erhöht war, da der sinkende Inkorporationsgrad in diesem Protein nicht nur einen erhöhten Abbau, sondern auch eine Resynthese und zwar aus Aminosäuren mit niedrigerem $^{15}$N-Exceß als dies dem früheren Protein entsprechen würde, bedeuten kann.

Der $^{15}$N-Exceß im Muskelprotein des sehr aktiven Musculus deltoideus war bei der Operation höher als in dem weniger aktiven Musculus abdominis und dieser wiederum hatte einen höheren Exceß-Prozent als der inaktive Musculus quadriceps femoris (Tab. 1). Im Stickstoff des proteinfreien Filtrates der intrazellulären Flüssigkeit (Muskel-NPN) derselben Muskeln war der Grad dieser Befunde in umgekehrter Richtung vorhanden. NPN im Deltoideus hatte den niedrigsten $^{15}$N-Exceß und der Quadriceps femoris den höchsten. Die Ergebnisse zeigen, daß ein bedeutender Unterschied in der Umsetzungsgeschwindigkeit für das Protein in aktivem und inaktivem Muskel bei demselben Individuum vorliegt.

Tabelle 1

| Muskel | $^{15}$N Exceß Atom % | |
|---|---|---|
| | Protein | I.Z. Muskel-NPN |
| Deltoideus | 0,0165 | 0,0282 |
| Obliquus abdomimis ext. | 0,0116 | 0,0302 |
| Quadriceps femoris | 0,0097 | 0,0370 |

Beachtenswert ist folgendes: Obwohl der Inkorporierungsgrad in der intrazellulären Flüssigkeit des Musekelgewebes nur etwa halb so groß wie der im Plasmafiltrat war, so war die absolute $^{15}$N-Konzentration in den Zellen dennoch viel höher, da das Muskelfiltrat 8mal so viel Reststickstoff wie das Plasmafiltrat enthielt.

Es soll bemerkt werden, daß die nicht-essentielle Aminosäure Histidin im inaktiven Muskelprotein sehr wenig $^{15}$N enthielt, während das Histidin des aktiven Muskelproteins ungefähr doppelt so viel $^{15}$N inkorporiert hatte. Diese Beobachtung soll damit verglichen werden, daß Histidin für neugeborene Kinder essentiell ist [10] und bei urämischen Patienten gar keinen schweren Stickstoff inkorporieren kann [3]. Wenn zusammen mit den essentiellen Aminosäuren an urämische Patienten verabreicht, trägt Histidin zu einer erhöhten Stickstoffbilanz bei [2]. Möglicherweise ist die Synthese von Histidin auch bei anderen katabolen Zuständen als Urämie gestört.

# Literatur


1. BERGSTRÖM, J.: Muscle electrolytes in man determined by neutron activation analysis on needle biopsy specimens. Scand. J. clin. Lab. Invest. 14, Suppl. 68, 1962.
2. — FÜRST, P., JOSEPHSON, B., NORÉE, L.-O.: Improvement of nitrogen balance in a uremic patient by the addition of histidine to essential amino acid solutions given intravenously. Life Sciences 9, 787–794 (1970).
3. FÜRST, P., BERGSTRÖM, J., JOSEPHSON, B., NORÉE, L.-O.: to be published.
4. — — JOSEPHSON, B., NORÉE, L.-O.: The effect of dialysis and administration of essential amino acids on plasma and muscle protein synthesis studied with $^{15}$N in uremic patients. Proceedings of European Dialysis and Transplantation Association, 6, 175–181 (1970).
5. — JONSSON, ANITA: Control and modification of methods for determination of $^{15}$N in biological material. Acta chem. scand., 25, 930–938 (1971).
6. — — JOSEPHSON, B., VINNARS, E.: Distribution in muscle and liver vein serum protein of $^{15}$N administered as ammonium acetate to healthy man. J. appl. Physiol. 29, 307–312 (1970).
7. — JOSEPHSON, B., MASCHIO, G., VINNARS, E.: Nitrogen balance after intravenous and oral administration of ammonium salts to man. J. appl. Physiol. 26, 13–22 (1969).
8. GRAHAM, J. A., LAMB, J. F., LINTON, A. L.: Measurement of body water and intracellular electrolytes by means of muscle biopsy. Lancet II, 1172–1176 (1967).
9. GREENSTEIN, J. P., WINITZ, M.: Chemistry of the Amino Acids, vol. 1, p. 320, New York und London: Wiley and Sons, 1961.
10. HOLT, E., SNYDERMAN, S.: The amino acid requirements of infants. J. Amer. med. Ass. 175, 124–127 (1961).
11. MURDOUGH, A. V., Jr.: Urea metabolism during low protein intake studies on man and dog. Urea and the Kidney, p. 471–477. Ed.: SCHMIDT-NIELSEN, B., Excerpta Medica Foundation, Amsterdam, 1970.
12. ROSE, W. C.: Amino acid requirements of man. Fed. Proc. 8, 546–552 (1949).
13. SAN PIETRO, A., RITTENBERG, D.: A study of the rate of protein synthesis in humans. II. Measurement of the metabolic pool and the rate of protein synthesis. J. biol. Chem. 201, 457–473 (1953).
14. SCHOENHEIMER, R., RATNER, S., RITTENBERG, D.: Protein metabolism. X. The metabolic activity of body protein investigated with l-leucine containing two isotopes. J. biol. Chem. 130, 703–732 (1939).
15. SCHØNHEYDER, F., HEILSKOV, N. S. C., OLESEN, K.: Isotopic studies on the mechanism of negative nitrogen balance produced by immobilization. Scand. J. clin. Lab. Invest. 6, 178–188 (1954).
16. SHEMIN, D., RITTENBERG, D.: Some interrelationships in general nitrogen metabolism. J. biol. Chem. 153, 401–421 (1944).
17. SPRINSON, D., RITTENBERG, D.: The rate of utilization of ammonia for protein synthesis. J. biol. Chem. 180, 707–714 (1949).
18. — — The rate of interaction of the amino acids of the diet with the tissue proteins. J. biol. Chem. 180, 715–726 (1949).

19. Vinnars, E., Fürst, P., Hallgren, B., Hermansson, Inga Lill, Josephson, B.: The nutritive effect in man of non-essential amino acids infused intravenously (together with the essential ones) I. Individual non-essential amino acids. Acta anaesth. scand. **14**, 147–172, 1970.
20. — — Hermansson, Inga Lill, Josephson, B., Lindholmer, B.: Protein catabolism in the postoperative state and its treatment with amino acid solution. Acta chir. scand. **136**, 95–109 (1969).
21. Vitti, T., Gaebler, O. H.: Effects of growth hormone on metabolism of nitrogen from several amino acids and ammonia. Arch. Biochem. **101**, 292–298 (1963).

# Die Beeinflußbarkeit des postoperativen Katabolismus

Von **R. M. Konrad, U. Ammedick, W. D. Schoppe** und **L. Gotzen**

Aus der Chirurgischen Universitätsklinik Düsseldorf
(Direktoren: Prof. Dr. med. W. BIRCKS und Prof. Dr. med. K. KREMER)

Die Negativierung der Stickstoffbilanz in der postoperativen Phase hat ihre Ursache einmal in einer absoluten und relativen unzureichenden Zufuhr, zum anderen ist sie Folge einer direkten Trauma- oder allgemeiner Streß-Reaktion, deren Mechanismen noch nicht hinreichend bekannt sind. Die Möglichkeiten der parenteralen Ernährung sind zweifellos effektiv, erlauben andererseits aber nur eine teilweise Beherrschung der Stickstoffverluste bei ausgeprägten katabolen Zuständen. Ein höherer Nutzeffekt der parenteralen Ernährung läßt sich bei gleichzeitiger Applikation anaboler Steroide erreichen, die zumindest symptomatisch die endogene Komponente zu beeinflußen vermögen.

Anhand eines weitgehend homogenen Krankengutes, Patienten, bei denen wegen eines Bronchial-Ca eine Lobektomie bzw. Pneumonektomie durchgeführt wurde, sollen die Ergebnisse ohne jegliche Substitution, bei parenteraler Ernährung, nur unter Anwendung anaboler Steroide und bei kombinierter Behandlung gezeigt werden. Die entsprechenden Gruppen, denen jeweils 15 Patienten zugrunde liegen, werden im folgenden mit I, II, III und IV bezeichnet.

Abbildung 1 zeigt in tabellarischer Form die Werte für N-Zufuhr, N-Ausscheidung und N-Bilanz der vier Untersuchungsgruppen. Dabei fällt die wesentliche Verbesserung des Bilanzwertes in Gruppe II gegenüber den Leerfällen auf. Zwar steigt die Ausscheidung an, aber nur um 22,1 g, so daß bei dem um 76,4 g höheren Stickstoffangebot eine um 54,3 g günstigere Bilanz resultiert. Interessant sind die Ergebnisse der Gruppe III. Bei einer Zufuhr, die praktisch der der Leerfälle entspricht, kommt es zu einer ganz entscheidenden Verbesserung der N-Bilanz, die in der gleichen Größenordnung des mit Aminosäuren-Substitution erreichten Effektes liegt. Hierbei handelt es sich nicht etwa lediglich um eine Anhäufung harnpflichtiger Abbauprodukte des Eiweißstoffwechsels im Serum; Harnstoff-N und Rest-N sind erniedrigt. Das günstigste Bilanzergebnis wird erwartungsgemäß bei gleichzeitiger Gabe von Aminosäuren und anabolen Steroiden erreicht. Das Stickstoffangebot liegt nur geringfügig unter dem bei alleiniger Aminosäuren-Gabe; die N-Bilanz ist signifikant gegenüber allen anderen Gruppen erniedrigt. Der N-Verlust beträgt nur noch 37,8 g N.

Über den neuntägigen Untersuchungszeitraum betrachtet finden sich also hohe N-Verluste bei reiner Routineernährung, die sich unter gleichen Ernährungsbedingungen, aber zusätzlicher Anwendung anaboler Steroide von 107,7 g auf 50,1 g N vermindern lassen. Trotz hohen Eiweißangebotes in Gruppe II wird kein günstigerer Bilanzwert erzielt (—53,4 g N). Anhand

|  |  | Z | A | B |
|---|---|---|---|---|
| I | R | 49,6 | 157,3 | —107,7 |
| II | AS | 126,0 | 179,4 | — 53,4 |
| III | R PB | 45,8 | 95,9 | — 50,1 |
| IV | AS PB | 122,9 | 160,7 | — 37,8 |
|  | OP – 8. pop |  |  |  |

Abb. 1. Stickstoffzufuhr (Z), N-Ausscheidung (A) und N-Bilanz (B) über die gesamte Untersuchungsperiode (Op-Tag – 8. postoperativer Tag) bei Patienten nach Lungenoperation. R: Routineernährung; AS: Aminosäurensubstitution; PB: Anaboles Steroid

der N-Bilanz beurteilt, erscheinen beide Alternativmöglichkeiten gleichwertig zu sein. Die niedrigsten N-Verluste zeigten sich bei kombiniertem Vorgehen in Gruppe IV, in der nur noch ein Defizit von 37,8 g N beobachtet wurde.

Weitere Einblicke erlaubt die Aufschlüsselung der Stickstoffbilanzen in eine frühe und späte postoperative Phase (OP-Tag – 3. Tag pop und 4.–8. postoperativer Tag). Auch hier findet sich eine gleichwertige N-Zufuhr in den Gruppen I/III und II/IV mit 9,9 und 10,2 g N bzw. 56,4 und 55,8 g N. In der Bilanz schneidet in den Gruppen mit Routineernährung Gruppe III (zusätzlich anaboles Steroid) um 27,9 g besser ab. Beim Vergleich der Gruppen II und III, die über den gesamten postoperativen Untersuchungszeitraum gesehen keine signifikant differierenden Bilanzwerte aufwiesen, sind in der frühen postoperativen Phase die N-Verluste in Gruppe II 10,9 g niedriger. Die Gegenüberstellung der Gruppen II und IV zeigt in diesem Zeitraum praktisch identische Bilanzwerte!

In der späten postoperativen Phase werden in jeder der Gruppen II–IV geringere N-Verluste gefunden im Vergleich zu Gruppe I mit alleiniger Routineernährung. Werden nur anabole Steroide angewandt, so wird im Vergleich zu Aminosäurensubstitution, trotz eines um 34,0 g niedrigeren N-Angebotes, eine Verminderung des N-Defizites um 14,2 g N erreicht und die Verluste betragen damit nur noch 16,3 g N! Wird außer der Aminosäurensubstitution gleichzeitig ein anaboles Steroid gegeben, so sinkt in der Gruppe IV gegenüber Gruppe II bei nicht signifikant abweichender N-Zufuhr der N-Verlust um 14,7 g auf —15,8 g N ab.

Während über die neuntägige Gesamtperiode bilanzmäßig die Gruppen II und III (nur Aminosäuren bzw. nur anaboles Steroid) einander entsprechen, sind es in der frühen postoperativen Phase die Gruppen II und IV, in der späten postoperativen Phase die Gruppen III und IV. In der frühen

|     |       | Z    | A     | B       |
| --- | ----- | ---- | ----- | ------- |
| I   | R     | 9,9  | 71,6  | — 61,7  |
| II  | AS    | 56,4 | 79,3  | — 22,9  |
| III | R PB  | 10,2 | 44,0  | — 33,8  |
| IV  | AS PB | 55,8 | 77,8  | — 22,0  |
|     |       | OP – 3. pop |  |  |
| I   | R     | 39,7 | 85,7  | — 46,0  |
| II  | AS    | 69,6 | 100,1 | — 30,5  |
| III | R PB  | 35,6 | 51,9  | — 16,3  |
| IV  | AS PB | 67,1 | 82,9  | — 15,8  |
|     |       | 4.–8. pop |  |  |

Abb. 2. Aufschlüsselung von Zufuhr, Ausscheidung und Bilanz derselben Untersuchungsgruppen in frühe (oberer Block) und späte postoperative Phase (unterer Block). Abkürzungen entsprechend Abb. 1

postoperativen Phase vermögen anabole Steroide offensichtlich noch zu keiner besseren Verwertung zusätzlich angebotenen Stickstoffs zu führen, während in den folgenden Tagen ein signifikanter Effekt nachweisbar wird. Demgegenüber vermag das Steroid allein in der ersten Untersuchungsperiode ebenfalls eine signifikante Minderung der Verluste zu bewirken, die allerdings nicht den Effekt alleiniger Aminosäuren-Substitution erreicht.

Wenn daher bei Gegenüberstellung der Gruppen II und IV in der frühen postoperativen Phase, wie bereits früher von uns mitgeteilt, der Eindruck entsteht, die endogene Komponente der postoperativen Katabolie sei zu diesem Zeitpunkt noch so überwiegend, daß eine anabole Substitution ineffektiv bliebe, müssen wir uns jetzt dahingehend äußern, daß im Zustand des exogenen Substratmangels sehr wohl von einer Wirksamkeit des Steroids gesprochen werden kann. Nach wie vor aber scheint unserer Ansicht nach der alimentäre Stickstoffmangel in dieser Phase einen wesentlichen Ansatz für ein therapeutisches Eingreifen zu bieten. Andererseits weisen die trotz hochdifferenter Zufuhrwerte korrespondierenden Bilanzwerte der

Gruppen III und IV in der späten postoperativen Phase im Vergleich zu alleiniger Aminosäurensubstitution nachdrücklich auf den Wert einer Substitution der anabolen Vorgänge hin.

Zusammenfassend können wir also feststellen, daß die alimentäre Mangelkomponente der postoperativen Stickstoffverluste wirkungsvoll bereits in der frühen postoperativen Phase angegangen werden kann und daß andererseits anabole Steroide nicht nur in Kombination mit vermehrtem Eiweißangebot die postoperative Bilanz verbessern können, sondern auch alleine, im Zustand des exogenen Substratmangels zu einer signifikanten Ökonomisierung des endogenen Eiweißstoffwechsels führen. Das sinnvollste Vorgehen scheint uns nach wie vor in der kombinierten Anwendung zu liegen.

# Diskussion

**B. Ibsen** (Kopenhagen): I have had a department of intensive therapy in my department of anaesthesiology since December 1953, and I came here to Mainz, because I was fascinated by the subject of this symposium: Metabolism.

I have been interested in this for many years, but from a completely different background than we have heard about here to-day. What I have missed is simply that nobody has talked about measuring the metabolism, and by this I mean the heat production – since this has a very practical bearing on the management of patients undergoing intensive therapy.

I am very much afraid that a lot of the things we have been talking about is measured so to speak "post festum". They are all related to blood-flow and during shock, when tissue blood flow is bad, a lot of things can be going on in the cells without our knowledge. When blood-flow has improved due to our treatment, one of the effects will be that the cell is washed through, and it is impossible to find a certain relation between what we measure and what is going on in the cell. Maybe it is something which has happened quite a while ago. That means that it is very difficult to say, if it is a nice or a bad value from a prognostic point of view.

The measurement of the heat production will have certain bearing on the choice of treatment. It is obvious, if you have a patient with a coronary thrombosis in cardiogenic shock, that the metabolic rate is decreased when the body temperature goes down, and the patient is cold in the periphery.

In intensive therapy we have on the other hand a lot of patients with an elevated body temperature, and in shock with cold extremities. These patients cannot distribute their heat. For the proper treatment, it is necessary to know, if it is a patient with fever, who is lying too cold, or it is a patient with heat retention due to shock. By bringing the physiology of heat regulation into the clinical evaluation and the treatment, a lot of information can be gained.

It is my aim to know the heat production and to know that when this patient is in an air-conditioned room of say 24° C, he must have a peripheral skin temperature of 34° C in order to get rid of the heat, he has produced by metabolism, from his surface according to the physical laws.

In many cases it is the physiological gradient in heat elimination, which is unsufficient. This can be corrected by using a vaso-dilating agent, flowimproving fluids like Rheomacrodex, and the whole treatment can be guided by the measurement of the skin temperatures and other simple measurements.

The knowledge of the size of the production is necessary too, if one wants to substitute the amount of calories he uses with the proper nutrition.

In New York I visited a Metabolic Unit run by Dr. JOHN M. KINNEY which impressed me tremendously. There was a continous measurement and recording of the oxygen uptake and the CO-production. The first aim in intensive therapy must be to provide the patient exactly with the amount of calories, he is using and one cannot do this without measurement.

The body weight does not give sufficient guidance. I remember one patient in Kinney's department, who had been on a respirator for 6 weeks in a surgical ward. They had maintained her body weight without giving enough calories to the effect that she actually had lost 8 kilograms by "autocannibalism", which had been substituted by fluids.

My purpose of coming up here has been to give this extra support to the discussion. I think that the interest for the heat production and the heat-regulation for patients under intensive therapy is not big enough, and I have wanted to stimulate this interest.

**M. Allgöwer** (Basel) zu B. IBSEN: "– You give high intravenously calory feeding or what?"

**B. Ibsen** (Kopenhagen): What I want to emphasize is that we do not always manage as well as we think, when we do not measure the metabolic rate, or let me put it straight – it is very difficult to measure this metabolic rate during intensive therapy and I came up here to say that.

**M. Allgöwer** (Basel): "Thank you." –

**F. Vinnars** (Stockholm) zu B. IBSEN: "I may ask Dr. IBSEN, do you use your room to contract the heat loss from the patient? I don't really know, what you meant with your discussion here."

**B. Ibsen** (Kopenhagen): That surprises me.

**E. Vinnars** (Stockholm) zu B. IBSEN: "Because during very serious burns you will lose enormous amounts of heat through the skin."

**B. Ibsen** (Kopenhagen): That is a completely different clinical situation.

**M. Allgöwer** (Basel): "Now, it is a very important question really, because it is in Intensive Therapy."

**E. Vinnars** (Stockholm): "I know, that Liljedahl in Stockholm for instant has treated his burns with dry air and this has been the only way, to define the calories for the patient, because you are coming up to get a high rate. I think, it's impossible really, to give enough calories. This is one thing; and there is another want I to discuss. Dr. SCHULTIS mentioned the same observations as Dr. MENG reported. There is another point, which is very important, you have a block or the release of Insulin by glucose. I think, this change of the carbohydrate metabolism is also important to discuss, when you discuss the lipoid and also the protein metabolism, they are so intermediately connected."

**M. Allgöwer** (Basel): „Ich glaube, wir müssen langsam sehen, wer sich sonst noch zur Diskussion melden will. Der Kollege aus Schweden hat soeben erzählt, daß LILJEDAHL durch Zubringung von Warmluft den Kalorienverlust seiner Patienten wesentlich reduzieren konnte; das sind sehr interessante Aspekte. – Wer möchte sich sonst noch melden?"

**B. Ibsen** (Kopenhagen): I shall be glad to say a word about burns and air-condition, because it gives me the opportunity to say that I think that the appropriate air-condition for a patient undergoing intensive therapy has to be accustomed to his individual needs. That means under certain circumstances that you shall need a room where it is possible for the patient to get rid of enough heat, and you can have another situation like the one with a burn-case, where you must have a room, where you can actually protect the patient against too much heat loss. – I am an anaesthetist, and I want to tell you that I am sure that nobody would do any kind of operation on a cat or a rat in a research laboratory without measuring the temperature of the animal and make sure that it is kept within normal limits. But we perform operations on our patients and get them back from the operating rooms too cool. On the other hand – I have had patients, where it was obvious that the only thing they needed was a cool room. Their temperature elevation was considered by other clinicians to be fever, but as a matter of fact, it was heat retention, because the patient was in such a fluid-imbalance that he could not distribute his heat. I have seen this again and again, and it is a very important point.

**M. Allgöwer** (Basel): „Ich danke Ihnen, Herr IBSEN. – Eine weitere Wortmeldung?"

**K. Hergt** (Detroit) zu M. ALLGÖWER: Though many pathophysiologic changes observed in shock following burns are similar to those observed in other forms of shock, certain of the pathophysiologic changes occur usually or only in burnshock. This refers for example to the marked shift of fluid and Sodium into the burnwound, the marked decrease in plasma volume and the resulting hemoconcentration and also to the possible occurence of toxic substances released by the burn wound itself. While the fluidshifts in themselves are clinically important and form the basis for the clinical management of this condition, we should realize, that they are not primary in nature but are the response to the destruction of tissue, to tissue necrosis by the burn injury. I would like, therefore, to bring to discussion the concept of "burnshock" as a "necrogenous shock" (necrogener Schock), i.e. shock caused by or initiated by necrosis of tissue. In my opinion such a view is of value didactically for the student, it furthers the understanding by the clinician, and it may even give a directional impetus to the investigator.

**M. Allgöwer** (Basel): „Besten Dank! Wir müssen zwar aufpassen, bei der Verbrennung, daß wir nicht zwei Sachen durcheinanderbringen. Der Verbrennungsschock ist immer noch im wesentlichen ein Flüssigkeitsmangelschock, und das andere, die „Toxine", die sind wohl eher für die „Verbrennungskrankheit" von Bedeutung. – Meine Damen und Herren, wer möchte sich noch zu den verschiedenen, etwas heterogenen, aber uns alle doch interessierenden Fragen äußern? – Bitte, Herr HEIDENREICH"!

**O. Heidenreich** (Aachen) zu M. ALLGÖWER: Ich möchte Sie, Herr ALLGÖWER, nur kurz fragen, ob nicht die Gefahr besteht, daß Sie infolge des Modells, an dem Sie arbeiten, die Bedeutung der Infektionsgefahr etwas unterschätzen? Es ist sehr schwierig, bei Ratten oder Mäusen Infektionen in vergleichbarer Weise wie beim Menschen zu erzeugen. So erlebt man beispielsweise nie eine Peritonitis, wenn man Mäuse mit unausgekochten Instrumenten ovariektomiert. Wäre es nicht möglich, daß schon bei anderen Versuchstieren, etwa beim Hund, der Unterschied zwischen normalen und keimfreien Tieren größer wäre als bei den von Ihnen verwendeten Nagern?

**M. Allgöwer** (Basel): Ich glaube, die Frage ist außerordentlich wichtig, und ich kann sie noch nicht restlos beantworten. Es sind dies im allgemeinen Keime, die normalerweise kaum pathogen sind. Aus dem muß man eigentlich schließen, daß die „veränderte Homeostase" das Primäre darstellt, auf welche sich die Infektion aufpfropft. Unsere Tiere sterben jedenfalls mit und ohne Infektion in vergleichbaren Zeitabläufen. Es mag beim Menschen und auch beim Tier mittlere Verbrennungen geben, bei denen die Infektion doch eine prognostisch wichtige Rolle spielt. Darum habe ich auch betont: „Soweit sind wir heute in einem speziellen Experiment an sterilen und normalen Tieren. Was diese Versuche für den Menschen bedeuten, wissen wir noch nicht!"

**H. C. Meng** (Nashville): "I would like to make a general comment on the subject of total parenteral nutrition, and to show you what an adequate parenteral nutrition can do for patients after surgery or in those with inflammatory diseases of the intestine. I shall present our results obtained from 3 patients to illustrate my point. The first patient is a seventy-four year old woman who had lymphosarcoma of the stomach. She was given total parenteral nutrition for 18 days, 2 days before and 16 days after the operation. During the period of total parenteral alimentation the average caloric intake was about 2500 calories per day and the average nitrogen intake was 12 gm per day. The nitrogen was given as crystalline amino acids. In addition, glucose, electrolytes and vitamins were also given. The operation was something like a Whipple procedure which included total gastrectomy, partial pancreatectomy, splenectomy and colectomy with construction of a Lawrence pouch; this is considered as a major surgical procedure. Her body weight was first increased from 51 to 57 kg after 8 days of total parenteral alimentation; the body weight was maintained during the rest of the parenteral nutrition period. The nitrogen balance was slightly negative only on the second, third and fourth postoperative days; this was probably due, in part, to the urinary loss of the administered glucose which is secondary to inadequate insulin secretion and difficulty in regulating her insulin dosage. The over-all daily nitrogen retention was 0.52 gm. The fluid, sodium, potassium and magnesium balances were also measured and they were all satisfactory. The patient began to lose weight when parenteral nutrition was discontinued and inadequate oral intake was given. The next patient is a 47 year old woman who had a draining colo-cutaneous fistula, an intra-abdominal abscess and a colostomy with frequent diarrhea. She was given parenteral nutrition with adequate nitrogen in the form of amino acids and calories in the form of concentrated glucose for a total of 34 days. The caloric intake was about 2600 calories per day and the nitrogen intake was about 13 gm per day. After nineteen days on parenteral nutrition during which time there was nothing by mouth except water. The patient was operated on on Day 20. The operation included: 1. the removal of the intra-abdominal abscess, fistula and colonic diverticulosis, 2. exteriorization of the distal sigmoid colon as a mucous fistula for future anastomosis. Parenteral nutrition was continued for another 14 days without interruption. During the 34 days of total parenteral nutrition including the day of operation and immediate postoperative period, the patient maintained an average daily nitrogen retention of 2.48 gm. She gained 7 kg and had a smooth postoperative course. The fluid, sodium, potassium and magnesium balances were positive in general and satisfactory. The next patient was a 28 year old man who had extensive regional enteritis or Crohn's Disease of long duration, a fistula from perirectal area to the back of the left thigh, and frequent diarrhea. Total parenteral nutrition with a daily caloric intake of 3000 in the form of glucose (25%) and a daily nitrogen intake of 12 gm as crystalline amino acids for 37 days. The nitrogen balance was positive throughout and average daily nitrogen retention was 4.14 gm. The patient gained 7 kg during this period. In addition, the drainage from the fistula was very much decreased and nitrogen loss thereof was greatly reduced; the fistula was closing. As in the other 2 patients, the fluid, sodium, potassium and magnesium balances were all positive. Thus, it is clear that a good adequate nutrition given parenterally to postoperative patients and to those with dysfunction of the gastrointestinal tract is very effective in promoting nitrogen retention, body weight gain and wound healing.

**M. Allgöwer** (Basel) zu H. C. Meng: "Thank you, Dr. Meng! Would you tell us, what your intravenous feeding included: intravenous fat, carbohydrates and aminoacids?"

**H. C. Meng** (Nashville): There was no fat emulsion given to these patients.

**M. Allgöwer** (Basel) zu H. C. Meng: "The first, what you show us, was the very image of the weight gain right after operation. How do you tell, whas that actually weight gain or water gain? Do you make any determination to find out about this?"

**H. C. Meng** (Nashville): I think there is some sodium chloride and water retention. I am sure, the body weight gain was, in part, due to water retention. However, based on the nitrogen retention the weight gain must be also due to increase in lean body mass.

**B. Josephson** (Stockholm) zu Dr. Konrad: „Waren Ihre Ausscheidungswerte für die Veränderungen im Reststickstoffgehalt korrigiert? Wenn ich richtig verstanden habe, hatten Ihre Fälle, die mit Amino-Säuren behandelt wurden, eine ganz enorme Höhe des Reststickstoffs, während die Ausscheidungswerte nicht für diese Erhöhung korrigiert wurden. Ist es deshalb wahrscheinlich, daß man überhaupt keine Retention von zugefügtem Amino-Säure-Stickstoff bekommen hat?"

**U. Ammedick** (Düsseldorf): „Ich möchte die Frage gleich beantworten. Es tut mir leid, wenn das Dia nur so kurz gestanden hat, daß Sie sich von dem optischen Verlauf der Kurve täuschen ließen. Die Absolutwerte haben in keiner der drei Gruppen als Sammelwerte für jeweils fünfzehn Patienten 40 mg%/Tag überstiegen. Es ist wohl ein hoher Gipfel um den zweiten-dritten Tag zu verzeichnen, der in der Gruppe mit Routinefällen und auch bei Amino-Säuren-Substitution auftritt, der aber nicht mehr als etwa 38 mg% beträgt, es ist also eine Größenordnung, die bilanzmäßig bestimmt nicht ins Gewicht fällt, im Gegensatz zu der hohen, ja bis zu 24 g im Tagesmittelwert betragenden Ausscheidung im Urin. Ist Ihre Frage dahingehend beantwortet?"

**M. Allgöwer** (Basel) zu U. Ammedick: Sie schreiben den „anabolen Steroiden" eine sichere anabole Wirkung zu. Da nicht alle Arbeiten so positiv lauten, hätte mich die Streuung Ihrer Resultate interessiert.

**U. Ammedick** (Düsseldorf): „Es fällt mir schwer, jetzt mit ganz exakten Zahlen zu antworten, aber ich kann Ihre Frage dahingehend beantworten, daß jeder der Patienten in der Gruppe mit dem anabolen Steroid eine günstigere Bilanz aufgewiesen hat. Ich möchte aber noch folgendes bemerken, was ich eben nicht ausdrücklich angeführt habe, hier nämlich nicht nur hinsichtlich des Operationseingriffes einen Sonderfall zu sehen; vielmehr handelt es sich hier um Patienten, die erstens Karzinompatienten sind und die zweitens ja doch in einem fortgeschrittenen Alter stehen, d. h. wir haben hier einen gewissen Mangelzustand im Eiweißhaushalt schon vorher und auch postoperativ ist es ja gerade die Gruppe mit Routineernährung, die überhaupt die günstigsten Voraussetzungen für das Angreifen anaboler Steroide bildet, nämlich die Mangelsituation, wo wir überhaupt einen Effekt erwarten können, andernfalls käme es u. U. nur zu einer Anreicherung, die später, wenn man länger beobachtet, wieder verlorengeht."

**M. Allgöwer** (Basel): „Haben Sie unterschiedliche Gewichtsverläufe beobachtet?"

**U. Ammedick** (Düsseldorf): „Unterschiedliche Gewichtsverläufe haben wir beobachtet, die sind aber nicht aufgeführt, weil ich zu skeptisch bin, inwiefern man sie auf den Eiweißhaushalt alleine beziehen darf; die Gewichtsverluste sind geringer, sowohl unter Eiweiß-Substitution und noch geringer, wenn man zusätzlich anabole Steroide verwendet, aber die Interferenz mit dem Wasserhaushalt, Elektrolythaushalt, meine ich, erlaubt da keine eindeutige Aussage hinsichtlich des Effektes der Therapie."

**M. Allgöwer** (Basel) zu U. AMMEDICK: „Besten Dank! Ich glaube, die Gewichtsverläufe würden die ‚medizinische Öffentlichkeit‘ außerordentlich interessieren, denn sie sind doch immerhin ein starkes Indiz für nachweislichen Anabolismus. Um Wasserretention wird es sich im Langzeitversuch nicht handeln können."

**U. Ammedick** (Düsseldorf): „Es gibt Einsparungen des Gewichtsverlustes in der Größenordnung von 2–3 kg über die Gesamtperiode bei diesen schweren katabolen Zuständen."

**H. Canzler** (Hannover) zu U. AMMEDICK: „Die Bilanzen, die Sie durchgeführt haben, sind ja doch während peroraler Ernährung gemacht worden und wahrscheinlich wird die Ernährung in den allerersten postoperativen Tagen geringer gewesen sein, als in den späteren. Erstens: sind die verschiedenen Gruppen gleich in ihrem Anstieg, was die perorale Zufuhr anbetrifft, und zweitens wäre das eine Erklärungsmöglichkeit dafür, daß dann in der späteren Phase die Amino-Säure-Infusionen nicht mehr einen so starken positiven Effekt auf die Stickstoffbilanzen entfalten konnten?"

**U. Ammedick** (Düsseldorf): „Ich glaube im ersten Teil der Frage schon erwähnt zu haben, daß das Verhältnis des Anstieges in der Zufuhr bei korrellierenden Gruppen gleichartig ist; die Basiskost ist in allen vier Gruppen die gleiche, nur daß die Patienten mit gezielter Substitution Infusionen bekommen haben, d. h. drei-vier Flaschen einer fünfprozentigen Amino-Säure-Lösung. Die Infusionstherapie in den Gruppen zwei und vier, wo Infusionstherapie getrieben wurde, begann mit dem Operationstag, aber da ist höchstens eine Flasche gegeben worden, also hat die effekte Therapie mit dem ersten postoperativen Tage begonnen, und zwar ist das identisch für beide substituierte Gruppen."

**M. Allgöwer** (Basel) zu U. AMMEDICK: „Und die anderen, die vergleichenden Gruppen, hatten gar keine Infusionstherapie?"

**U. Ammedick** (Düsseldorf): „Infusionstherapie selbstverständlich, aber keine amino-säurehaltigen Lösungen."

**M. Allgöwer** (Basel): Etwas im Vortrage von Herrn BÜNTE würde mich noch sehr interessieren. Wir sprechen von Hyponaträmie und Wasserretention wie von unvermeidbaren Schicksalsschlägen. Man darf aber festhalten, daß die Hyponaträmie je nach intra- und postoperativer Behandlung ganz verschieden ist. Es wäre interessant zu wissen, wieviele der anwesenden Anaesthesisten als Basisinfusion bei der Operation Glykose und wieviele Salzlösungen geben. Bis vor kurzem haben wir alle meist Lösungen infundiert, die in bezug auf Elektrolytgehalt ausgesprochen hypoton waren. Wir sollten eigentlich nicht überrascht sein, wenn die Patienten nachher hyponaträmisch waren. Fox hat gezeigt, daß bei Infusion von Lösungen physiologischen Salzgehaltes und Beschränkung der salzfreien Wasserzufuhr auf den Ersatz evaporativen Wassers eine Hyponaträmie vermeidbar ist.

Die Ansicht des „Publikums" würde mich nun sehr interessieren. Wer gibt Glykose als Basislösung während der Operation und wer gibt eine Ringer-lactatähnliche Lösung? Die überwiegende Mehrheit ist doch heute für eine salzhaltige Ersatzlösung! Eine Wortmeldung hierzu?"

**N. N.:** „Wir geben eine sogenannte halbe Elektrolytlösung. Sie besteht zur Hälfte aus Ringerlösung und zur Hälfte aus Zuckerlösung."

**M. Allgöwer** (Basel): „Sie ist aber hypoton?"

**N. N.:** „Selbstverständlich."

**M. Allgöwer** (Basel) zu K. SCHULTIS: „Wer gibt eine solche Lösung? Wer gibt eine elektrolytmäßig isotone Lösung? – Doch die Mehrheit. Mainz und die Schweiz sind noch etwas auf der hypotonen Seite. – Deshalb ist es nicht richtig, glaube ich, wenn man einfach von der Unvermeidbarkeit der Hyponaträmie spricht. Man muß sich immer ein wenig fragen, ob man nicht einen Therapiefehler gemacht hat. – Herr SCHULTIS, Sie sind nicht einverstanden?"

**K. Schultis** (Gießen): „Doch, ich bin sehr einverstanden. Man kann, wenn man genug Natrium zuführt und den Natrium-Kaliumquotienten im Urin beobachtet, den Abfall dieses Quotienten vollständig vermeiden, d. h. mit anderen Worten, man kann die Ausbildung des sekundären Hyper-Aldosteronismus vollkommen vermeiden, wenn man von vornherein genug Natrium gibt. Das haben wir nun seit drei Jahren gemessen."

**M. Allgöwer** (Basel) zu K. SCHULTIS: „Soll man es oder soll man es nicht?"

**K. Schultis** (Gießen): „Man soll es unbedingt."

**M. Allgöwer** (Basel) zu H. BÜNTE: „Weitere Wortmeldungen, meine Damen und Herren? – Herr BÜNTE hat eigentlich auch von den Diuretica relativ wenig gesagt in der Behandlung ödematöser Zustände. Vielleicht will er in einem kurzen Schlußwort noch darauf zurückkommen? – Wir haben ja bei diesen gestörten Organfunktionen die Möglichkeit der Entwässerung. Er hat die Dialyse angeführt, die Diuretica aber vielleicht absichtlich nicht erwähnt. Bevor wir uns auf das Schiff begeben, darf ich

Herrn Bünte vielleicht noch bitten, insbesondere zu den Fragen der Hyponaträmie und der Beeinflussung des postoperativen Wasserhaushaltes Stellung zu nehmen."

**H. Bünte** (Erlangen): Ich bin überzeugt, daß bei einem normalen Verlauf möglichst wenig zu tun das Beste ist. Eine geringfügige Hypotonie darf man in Kauf nehmen, sie ist weniger gefährlich als eine durch Infusion hypertoner Lösungen hervorgerufene Hyperhydration.

Die Wasser- und Natriumretention in den ersten postoperativen Tagen halte ich für unvermeidbar. Die Wirkung der Saluretica in diesem Zeitraum ist nie exakt kontrollierbar. Deshalb ist eine sparsame Wasserzufuhr zu bevorzugen. Auch osmotisch wirksame Diuretika sollten vermieden werden. Im normalen Verlauf sollte man geringfügige Elektrolytveränderungen als „physiologisch" ansehen. In kleinen Krankenhäusern, wo ein Großteil der Chirurgie betrieben wird, kann die Elektrolyttherapie nicht routinemäßig überwacht werden. Deshalb ist es hier besonders wichtig, daß nicht harmlose postoperative Veränderungen durch unsachgemäße Therapie in echte Störungen verwandelt werden, die dann außer Kontrolle geraten.

# Summary


The introductory paper on the physiology of appetite regulation and the mechanism of thirst was given by D. P. MERTZ. It was stressed, that the balance of energy depends on the variable food-intake, stored energy, exercise and thermal formation which are controlled by central nervous mechanisms. The adjustment of food-intake to energy requirement is probably a hypothalamic function with interaction of ventromedial satiety and lateral feeding centers. Two biometric factors: a short-time and a long-time regulation seem to influence the hypothalamic control center. The short-time control appears to be mostly of glucostatic nature, whereas the long-time regulation is based on lipostatic mechanisms. The regulation of thirst seems to be regulated by osmoreceptors and volume regulatory controls. In addition mechanisms controlling sodium intake and output are involved. The renin-angiotensin-system is said to play a role.

H. N. MUNRO showed, that protein requirements can be increased by certain diseases. Insufficient supply of proteins or amino acids leads to protein depletion of the body. Some tissues, e. g. liver respond faster to changes in protein levels than others, e.g. muscle. The effect of protein deficiency on the tissues depends on the fact weather cell division is still present (growing animal, intestinal mucosa) or has ceased already (adult animal, liver) resulting in retardation of cell division on one side or in loss of cellular protein on the other. The mechanism influencing the protein intake of the liver is discussed extensively. Amino-acid intake stimulates the liver protein synthesis causing diurnal enzyme activity. Low protein intake results in rapid loss of certain enzymes (e. g. tyroxinaminotransferase). Other enzymes fall more slowly. Loss of enzymes causes impaired liver function with consecutively reduced detoxication reactions.

S. E. SNYDERMAN reported on the influence of protein and amino acid intake on the plasma amino acid pattern. It was shown, that plasma amino acid levels are sensitive criteria of the adequacy of protein and amino acid intake. Inadequate supply causes a fall of the majority of essential amino acids and of tyrosine while the glycine level rises. Insufficient intake of a single amino acid results in a fall of that amino acid, which may become evident before other signes of amino acid deficiency are present. In addition inadequate intake of one of the branched chain amino acids causes elevated plasma levels of the other two.

The influence of the concentration of essential and nonessential amino acids on the N-balance of healthy volunteers was studied by E. Vinnars et al. It was shown, that all solutions administered containing varied concentrations of essential amino-acid nitrogen resulted in a positive N-balance. There was no signifikant difference in N-balance as related to the concentration of essential amino-acids, while the difference to the groups receiving non-essential amino-acids was highly signifikant. The authors conclude, that the relationship of essential to non-essential amino-acids has no significant influence on the nutritive effect of the solution as long as the minimal reguirement of amino-acids is administered.

L. Heller reported on consequences of quantitative and qualitative protein deficiency in pregnancy. Adequate supply of protein secures an uncomplicated course of pregnancy, while protein deficiency results in increased frequency of gestoses as well as in increased general rates of complications in regard to the mother and consequently to the foetus. Effects of protein deficiency on the foetus depend on the period of occurrence. In late pregnancy placentar insufficiency results causing deficient supply to the foetus. Severe damage to the foetus results when protein deficiency occurs in early pregnancy. Further the importance of methionine for the fetal organism is discussed.

H. C. Meng reviewed the effects of starvation, infection and trauma on changes in lipid metabolism. In general, the serum free fatty acid (FFA) level is increased. This change is accompanied with a decrease in triglyceride in adipose tissue and an increase in liver lipid deposition. Serum triglycerides, cholesterol, phospholipids and lipoproteins are decreased in starvation and trauma. Ketones are found usually in the blood and urine. The mechanism of increased FFA mobilisation is primarily due to stimulation of the sympathetic nervous system, and increased secretion of catecholamines and adrenocorticotrophic hormone (ACTH). Evidence showing the correlation between stress and increased plasma and urinary catecholamines and ACTH and/or adrenal cortical steroids has been reported as well as the influence of these substances on an increase of serum FFA and deposition of fat in organs. Furthermore, epinephrine and ACTH seem to potentiate the effect of each other on FFA mobilisation. While the decrease in serum triglycerides, cholesterol, phospholipids and lipoproteins is not well understood, the increased serum FFA is a physiological mechanism to transfer energy, but it could be excessive and become harmful. In addition, prolonged stimulation of the sympathetic nervous system may cause adverse effects. Although there are drugs or other means to inhibit or reduce FFA mobilisation further work is necessary to evaluate their effects.

M. Allgöwer reported on the resistence to infections following severe burns. The importance of the initial shock therapy with adequate infusion of plasma expanders and physiological eletrolyte solutions was stressed.

The immediate therapy is guided by the following parameters:

1. central venous pressure;
2. urinary output;
3. body weight;
4. serum electrolytes and acid-base status.

Since septic complications at the late stage are caused by bacteria with usually low pathogenity factors seem to be present favouring these infections. It was shown in animal experiments, that a polymere lipoprotein extracted from burned skin of mice manifests its toxicity several hours following injection. Death occured within 48 h in all animals. The author concludes, that the homoiostasis seems to be disturbed centrally by heat induced lipoproteins leading to death possibly even without the action of additional toxins (loss of "biochemical integrity").

Metabolic changes in trauma and shock were reviewed by K. SCHULTIS et al. Mentioning the hormonal changes following stress its consequences on the metabolic compartments are discussed:

1. waterhousehold;
2. acid-base and electrolyte balance;
3. protein metabolism;
4. fat metabolism;
5. Carbohydrate metabolism.

Water and sodium retention secure the circulatory functions through the action of aldosterone and antidiuretine. Glucocorticosteroids enhance protein catabolism and induce gluconeogenesis from amino-acids. At least 15% of the total caloric turnover have to be supplied by carbohydrates necessitating adequate administration in the posttraumatic phase. The postoperative shift of the intermediate metabolism to the compartment fat is obvious from changes in the respiratory quotient, in free glycerides, triglycerides and hyperketonemia. In profound shock increased lactate levels are seen indicating oxal acetate deficiency. With a feed-back mechanism existing for glycolysis endoxydation of fatty acids is disturbed at the same time. This correlates with an ATP deficit described for the postoperative phase which is caused not only by disturbance in the energy producing part of the intermediate metabolism but also by transformation of ATP to cyclic 3', 5'-AMP. This substance is known to activate glucogenolysis and lipolysis enhancing enzymes.

Changes of fat metabolism in experimental fat embolism were studied by K. HUTH et al. Infusing nicotinic acid the effect of lipolysis stimulation in rabbits was suppressed. Side effects were elevated glucose levels and an increase in thrombocytopenia. A suppression of lipolysis stimulation was also achieved by administration of glucose or xylite solution but to a lesser degree.

Describing the "physiological" postoperative disturbances of nitrogen metabolism and electrolyte balance H. Bünte stated that hypotonic hydration and hypotonic dehydration are typical complications seen in the postoperative course. They can be corrected by adequate supplementation of electrolytes and hypertonic solutions. The mild compensated metabolic acidosis can be complicated by severe trauma, diabetes, septicemia and renal insufficiency. Treatment consists of supplying carbohydrates and insuline, alcalizing measures and normalizing the kidney function. Respiratory complications are to be treated by removing mechanical factors (e.g. effusions) or by specific medication (e.g. infections). Low potassium alcalosis is caused by excessive loss of gastric juice and has to be compensated by potassium chloride and ammonium chloride substitution. Disturbances in nitrogen metabolism are present postoperatively depending on the severity of the disease. Excessive catabolic reactions occur usually in patients insufficiently treated before surgery or without any obvious reason. Therapy consists of increasing carbohydrate metabolism, administrating protein and amino acids and of circulatory stabilisation and supplementation of shortlived proteins which cannot be synthesized.

P. Fürst et al. studied the incorporation of $^{15}$N in muscle protein in a patient in catabolic state. It was shown, that in catabolism the incorporation of $^{15}$N in active muscle fell slowly while the activity of the intracellular fluid decreased significantly. In the postoperative phase the degree of incorporation in muscle protein was lower with an increased activity in intracellular fluid. Lateron the same changes as observed before were noted. The incorporation in essential amino-acids was not as marked as in nonessential amino-acids with the exception of proline. The results show that there is a marked difference in the turnover rate of protein in active and inactive muscle of the same person. It is suggested that catabolism manifests itself by break down of tissue protein.

R. M. Konrad et al. reported on the possibility to influence postoperative catabolism. His group studied changes of N-metabolism without substitution, with administration of anabolic steroids, parenteral nutrition and a combination of the latter two. The N-balance showed that not only a combination of anabolic steroids with parenteral nutrition, but also steroids alone improve the postoperative nitrogen metabolism significantly.

Participants of the discussions were Drs. Allgöwer, Ammedick, Bünte, Démand, Heidenreich, Heller, Hergt, Huth, Ibsen, Josephson, Kanzler, Meng, Munro, Schultis and Vinnars.

The important combination of low blood volume and poor nutrition imposing difficulties on surgeons and anaesthesiologists was mentioned by Hergt.

Heller remarked that effects of protein deficiency in males cannot be compered with protein deficiency changes in pregnancy. Massive edema however seemed to prevail in gestoses during the postwar period when nutrition was insufficient. The discussion on the effect of stress on metabolism centered on the problem of fat embolism and posttraumatic and toxic changes of lipoid and protein metabolism. Alterations in fibrinogen levels and the problem to suppress the lipoid mobilization syndrome were covered. MENG felt that some lipoid mobilization is necessary as energy resource, but if in excess it seems to be harmful. IBSEN stressed the importance of adequate energy balances and the difficulty to regulate body temperature in different states of trauma. VINNARS remarked on changes in carbohydrate metabolism and the relation to lipoid and protein metabolism. HERGT commented on pathophysiologic changes in burns ("nitrogenic shock"). Further the problem of infection in burns was discussed. According to ALLGÖWER infections occur easily because of impaired body defence mechanisms. It is not excluded that infections per se and their consequences may be letal. MENG demonstrated the good effects of high calory parenteral nutrition with carbohydrates and amino-acids in two cases. AMMEDICK emphasized that anabolic steroids can be expected to show optimal results in protein deficient patients receiving routine nutrition. SCHULTIS believed that the postoperative secondary hyperaldosteronism can be prevented completely by sufficient administration of sodium containing solutions. On the other hand, BÜNTE stated that in normal postoperate phases it is best to do as little as possible believing that a little hypotonia is less harmful than hypertonic hyperhydration following the administration of hypertonic solutions without exact laboratory control. He believes that saluretic drugs and osmotic substances are not very effective in the postoperative phase and that their effect cannot be accounted for exactly. Since most surgical operations are carried out in smaller hospitals physiological postoperative changes should not be corrected in order to avoid severe disturbances caused by inadequate therapy.

Anaesthesiology and Resuscitation · Anaesthesiologie und Wiederbelebung
Anesthésiologie et Réanimation

42 Der Narkoseapparat. Von P. Schreiber. DM 19,80

43 Die Klinik des Wundstarrkrampfes im Lichte neuzeitlicher Behandlungsmethoden. Von K. Eyrich. DM 20,—

44 Der primäre Volumenersatz mit Ringerlactat. Von A. O. Tetzlaff. Vergriffen.

45 Vergiftungen: Erkennung, Verhütung und Behandlung. Herausgegeben von R. Frey, M. Halmágyi K. Lang und P. Oettel. DM 19,80

46 Veränderungen des Wasser- und Elektrolythaushaltes durch Osmotherapeutika. Von M. Halmágyi. DM 19,80

47 Anaesthesie in extremen Altersklassen. Herausgegeben von K. Hutschenreuter, K. Bihler und P. Fritsche. DM 48,—

48 Intensivtherapie bei Kreislaufversagen. Herausgegeben von S. Effert und K. Wiemers. DM 28,—

49 Intensivtherapie beim akuten Nierenversagen. Herausgegeben von E. Buchborn und O. Heidenreich. DM 24,60

50 Intensivtherapie beim septischen Schock. Herausgegeben von F. W. Ahnefeld und M. Halmágyi. DM 30,—

51 Prämedikationseffekte auf Bronchialwiderstand und Atmung. Von L. Stöcker. DM 18,—

52 Die Bedeutung der adrenergen Blockade für den haemorrhagischen Schock. Von G. Zierott. DM 42,—

53 Nomogramme zum Säure-Basen-Status des Blutes und zum Atemgastransport. Herausgegeben von G. Thews. DM 32,—

54 Der Vena Cava-Katheter. Von C. Burri und D. Gasser. DM 42,—

55 Intensivbehandlung und ihre Grenzen. Herausgegeben von K. Hutschenreuter und K. Wiemers. DM 22,—

57 Das Ultrakurznarkoticum Methohexital. Herausgegeben von Ch. Lehmann. DM 28,—

58 Stoffwechsel. Pathophysiologische Grundlagen der Intensivtherapie. Herausgegeben von K. Lang, R. Frey und M. Halmágyi. DM 48,—